診間裡的女人 2

林靜儀 著

005 前言

第一部　遙遠的距離　007

008 恐怖懸崖
022 飄洋過海的女人
032 轉手
042 差別心
062 住山上的她
069 心病
084 胖女生
092 一塊肉
102 子宮裡的古董

第二部　伴侶與家　113

114 陰道裡的異物
119 十一公分的疤
127 骨盆裡的亮點
134 隱瞞
140 女朋友
147 「我們」

背叛 158
第三胎 167
驗傷 174
重拾的幸福 182
真正的親人 193
「我婆婆說……」 206
未來的女兒 214

第三部　自己人 221

禍胎 222
中毒 241
沉默 252
權威 257

第四部　診間之外 275

跟醫師結婚 276
飄蕩 289
後記 309

前言

我竟然寫出第二本書了。

其實寫《診間裡的女人》寫到一發不可收拾，編輯也聽故事聽到一發不可收拾，所以《診間裡的女人》在收稿時，有幾篇內容就依照書的走向和規劃，放到第二本書來。

《診間裡的女人》是許多女人內在衝突的故事，《診間裡的女人2》是女人和外在環境的疏離。

實習時協助換藥的那個病人，我們沒看過她的妻子；來產檢的那個經產婦，我們找不到她的丈夫；昏迷的年輕產婦，原來是不被祝福的小家庭；帶原ＨＩＶ的病人，醫療單位能避就避，連在我們照顧的過程中也必須幫她避開別人；而獨自面對生子壓力的女人、遠離都市資源的產婦，總有一種手伸不到她身邊的感覺。不斷尋求卻無法得到解答的就醫，延遲再三不願意面對的診斷，都是人性、都讓人心疼。

而婦產科免不了要接觸的是性與懷孕，在高度文明之下，性是最隱私的事情。可是即使婚姻中的兩人擁有最私密與忠誠的性，卻不見得真的彼此坦誠。這些都在診療過程中，不可避免地被揭露了，這是人性的軟弱，或貪婪，或無奈，或者可能不過就是屈服現實而已。在診間看得越多越覺得，或許我們都給予婚姻太多的神聖，真正的人生功課實在太困難，也越顯得某些平凡的相互陪伴，那麼珍貴。

在醫學中心工作，我所看到的病人樣貌，只是這社會的一小部分，還有許多更弱勢、更缺乏資源、更沒有辦法獲得醫療照顧的人，也許基層醫師們體會更深。但是，每一位來到我面前的病人，在短短的看診住院期間，她們的堅強或委屈，甚至自己都沒有發現的無奈，彷彿是一張張薄薄的人生切片。這些切片如此細小，卻是她們生命裡的某一些贅生或缺損的什麼，又或許也不過就是原本傷人的小碎片，久了也就埋入了疤痕裡。這些病患的故事，讓白色巨塔成了萬花筒。

每一篇故事裡，沒有特別描寫醫療團隊的每一個人，但是，所有護理師、技術員、病人家屬，甚至看護，都參與了病人的治療過程，影響了治療結果。他們都是我重要的夥伴，給了病人更完整的支撐，更細緻的照顧。也希望每位讀故事的朋友，記得這些支撐著醫療照護的重要角色，醫療絕對是團隊工作，沒有獨自的英雄。

《診間裡的女人》出版之後，很多讀者給我最大的鼓勵就是「我在你書裡讀到曾經有過的心情」，還有「什麼時候出第二本」。希望大家也喜歡《診間裡的女人2》，更希望故事中許多女人的困境，未來可以不再是困境。

＊本文人物姓名及部分細節皆經過變更，若有雷同，純屬巧合。

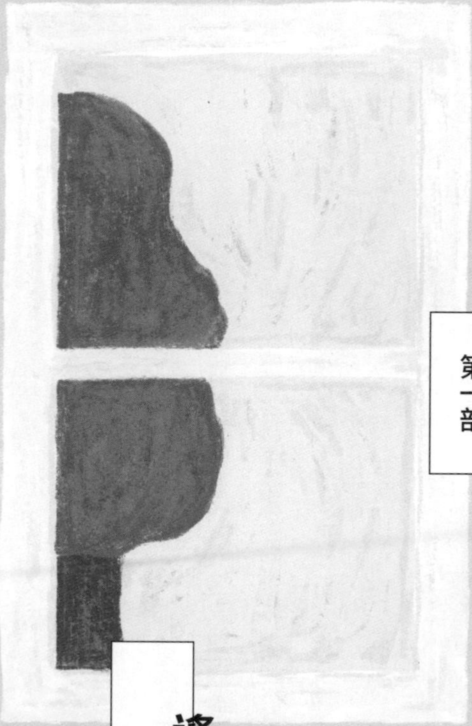

第一部

遙遠的距離

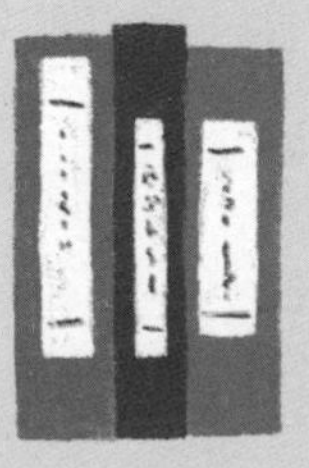

恐怖懸崖

「咦，你沒病人囉？」我探頭進超音波室，Eva正翻著舊雜誌。

Eva是資深超音波技術員。我常在門診或手術的空檔到超音波室找她。沒病人的時候聊天、討論某些特別有趣的病例，如果不用留下來值班，就等她一起下班。若不是各自都有異性伴侶，大概要被認為是同志情侶了。

「對啊，今天下午診的人不多。」她拿起另一張椅子上堆著的檢查報告，歸檔到報告盒裡，給我挪了個空間，「你忙完囉？」

「嘿啊，產房那兩個都生完了。」孕婦的受孕月分好像有幾個月比較熱門，有幾個月又特別冷清。產科不像可以安排分配時程的婦科，有時瘋狂忙碌，有時又突然沒事，不過我還滿喜歡這種節奏的。

「那你怎麼還不下班？」Eva問。

「喔，今天W學長要請我吃飯。時間還早，我跟你一起下班再開車過去，比較順。」

「W幹嘛請你吃飯？」

「我也不知道。他嚷著要跟我吃飯好一陣子了。」我在這家醫院裡，從實習一路到主治醫師，每位同事都是我的學長或老師，偶爾說要一起吃個飯好像也不奇怪。

咦？手機顯示了一個不熟的號碼。

「喂？」我接起來。

「學妹喔，我是S學長啦。」是十多年前醫院受訓後在外開業的學長，每年科聚會的時候總會出席。

「是。」超音波室內收訊很差，我摀住另一側耳朵，試著想聽清楚。

「我這邊有一個孕婦，現在……」S學長的聲音模糊掉了。

「啊？」我提高音量。

「有一個孕婦，她……」關鍵句又糊掉了。

「學長，你等一下……」我試著找訊號比較好的角度。

「你在醫院嗎？」S學長好像沒注意到我前面的反應。

「在。」我快速回答。

「那這個病人麻煩你，我叫她馬上過去。」S學長說完，就掛上電話。

「欸我……」我根本沒聽到是什麼樣的病人，也來不及跟學長說我晚點已經有約。

「怎樣？」Eva問。

「S學長說有位病人現在要過來。要我等一下。」我抬頭看看時鐘，距離出發去吃飯還有五十分鐘，而從S學長的診所到醫院這邊大約二十分鐘車程。好吧，等看看。「你機器先別關，等一下我可能還要幫那個病人檢查。」

「好啊。」Eva收收桌子，我們繼續聊天。一個等下班，一個等臨時來的病人。

過了快半小時，「林醫師嗎？你是不是有叫一個病人來？從S醫師那裡。」產房打來了。

「對，請病人到超音波室來，我在等她。」我只想盡快檢查看看是怎麼回事，好確定是否要收住院或做其它處置。

掛上電話，沒多久，病人來敲門。

「S醫師叫我來找林醫師。」病人到了。她就這樣聽從S醫師建議，單槍匹馬就來了。

矮矮的個子，一般的碎花孕婦裝。不知道為什麼孕婦裝總愛用粉紅小碎花。她抱著一個小肩包，剛好架在她高聳的肚子上。

「好，你快進來，我幫你看一下。」我直接喚她。病史啊什麼的，邊檢查邊問吧。

「好。」因為骨盆受到胎頭壓迫及腹部沉重，她邁著足月孕婦常見的雙腳外八、骨盆往前推的姿勢，走到檢查床邊，在Eva協助下脫了鞋，躺上床。

「你這是第幾胎？」她還沒掛號，還沒有病歷，口頭先問一些基本資訊。

「第二胎。」她躺著，沒什麼緊張，也沒什麼特別表情，好像S醫師不過是在隔壁診間，剛好沒空所以轉給我看似的。

「上一胎足月嗎？有沒有什麼問題呢？」先問一下病史。

「沒有。」她還是很稀鬆平常的樣子。

「你今天是例行去S醫師那邊產檢嗎？」Eva邊在她肚皮塗上幫助檢查用的潤滑凝膠，邊問。

「對。」她回答。

「你之前產檢有沒有發現什麼問題？」我翻著她的孕婦健康手冊，依序的十次記錄都是同一個筆跡，看來整個孕期都固定給S醫師檢查。血壓和尿液例行檢驗一直都正常，胎兒預估體重也在正常發育速度。只差今天的檢查記錄還沒寫上。

「沒有。」她稀鬆平常地。

「欸，沒有水。」Eva沒有特別提高聲調或大聲，但是語氣變了。我們都習慣在不讓病人驚慌的情況下，互相提醒高危險情況或異常發現。

「沒有水？」我放下孕婦手冊，走到Eva身後，看她正在檢查的螢幕影像。

「嗯。」她輕輕地回。果然，螢幕上看起來只有非常非常少的羊水。

「你有破水嗎？」我問孕婦。

「沒有。」她還是稀鬆平常。

「有沒有『嘩』一聲像尿尿那樣，有水從陰道跑出來？」我再次確認。有的人不清楚什麼是破水。

「沒有。」她搖頭。

「有沒有站著的時候有水從陰道一直滴出來？」沒有羊水真的太詭異了，即使破水一段時間，也不至於完全沒有羊水啊。

「沒有。」她有點疑惑我為什麼糾結在羊水的問題。

懷孕初期，胎盤組織會分泌羊水，胚胎就像包在一個水球之中。在懷孕很早期，胎兒在子宮內就會有吞嚥的動作，雖然身體裡面的代謝廢物是由臍帶透過胎盤進入母體的血液循環，由母體幫忙代謝排出，但胎兒的腎臟也會開始運作，製造小便，因此到了一定週數之後，胎兒在子宮內除了會喝羊水再尿出來，也有呼吸，肺部在出生呼吸第一口氣之前，也是充滿羊水的。

Eva在子宮的四個象限[1]檢測羊水量，邊量邊搖頭，「羊水少到幾乎沒有了。」

先天胎兒腎臟發育有問題、母體疾病、妊娠併發症，甚至某些藥物，也可能導致羊水過少，但那通常都是逐漸出現的症狀，而她的情況是突然之間羊水就嚴重過少了。

羊水除了影響胎兒內臟發育之外，也是重要的緩衝。胎兒用臍帶連接母體，漂浮在羊水之中，才不會被子宮肌肉層壓迫到，也不會受到母體動作影響，可以舒服地漂浮在水裡。羊水嚴重過少，臍帶一定受到壓迫。

Eva的都卜勒探頭[2]移到靠近胎兒腹部的臍帶，發出「咻咻咻」的血液回流聲，出現了兩個嚴重的問題，「心搏過慢，臍帶血壓過高。」

「胎兒窘迫了。」我和Eva異口同聲。

「我來打給產房。」Eva立刻動作。

「你剛剛在S醫師那邊，他怎麼跟你說？」我問一臉疑惑的孕婦。

「他說看起來怪怪的，叫我來找你。」她還沒有緊張的樣子。

「只說看起來怪怪的？」我問，「有沒有說羊水很少？」

1　子宮左右上下四個角落。

2　超音波檢查之一，特別用在測量血流。

「沒有。」她看起來不像是會理解錯誤的人。雖然病人從診間出來之後把A講成B並不少見。

「沒有說哪裡有問題嗎？」我追問。

「沒有欸。」她再搖頭。S醫師沒有寫轉診單給她，也沒有在她的孕婦手冊上做任何「奇怪發現」的記錄。

我手上接了一個，立刻就要爆炸的炸彈。

「我們必須趕快幫你剖腹產。」我直接說，幸好已經足月。

「啊？」她是真的無法立刻從「看起來怪怪的」連結到「立刻要剖腹產」。

「不知道什麼原因，羊水幾乎都沒了，可能是臍帶受到壓迫，或者其他原因造成胎兒窘迫，小朋友現在心跳變慢了。」她連掛號都還沒辦，我只有接觸她十分鐘。

「現在嗎？」她一愣一愣。

「現在就排手術。準備好了就開刀。」我真的無法給她「多考慮」這種選項了，現在是生死交關的時刻。「再拖下去胎兒會缺氧太久。」更糟的是我不知道之前是否已缺氧。

「……我要問我老公。」她擠出這句話。

「先到產房去，我們先幫你掛上點滴灌一些水，盡量先補充一些水分[3]。同時幫你在肚子上裝胎心音監視器，至少要持續監測小朋友的心跳情況。」這真的沒得商量了。

「不能讓我回家考慮一下嗎？」她其實提出了合理的疑問。多數手術我都會請病人回家想清楚考慮過再說。

「不行！」我和Eva幾乎同時回答。

「胎兒有生命危險。不能再讓你慢慢考慮了。」事態緊急，即使是個剛接觸十分鐘的個案，我也沒有餘裕讓她跟我慢慢建立信任了。

「你先到產房去，同時請家人用最快速度來簽手術同意書。」其實她是神智清楚的成年人，自己簽名就可以，不過，在醫療糾紛威脅的年代，多一個家屬來，我們感覺上好像「安全一些」。

連讓她自己跑住院程序都不放心，我請產房立刻接手，「跟值班的X醫師通知，聯絡手術室說我們要排緊急剖腹產。」同時讓值班住院醫師學弟接手術前程序。

「你真的有夠鳳梨體質，怎麼那麼勞碌命啊。」Eva收拾包包，邊準備下班邊搖頭，加上

3　孕婦嚴重脫水時，子宮內羊水量也會變少；有時候也會用大量灌注液體協助提升子宮內的灌流。

憐憫又無奈的眼神看我。

「本來以為可以輕鬆等下班的。」我無奈。

「W跟你吃飯來得及嗎？」Eva提醒我。

我根本忘了。看看時間，就算現在立刻進刀房，也要遲到的。更不要說她連住院都還沒辦。

「我跟他傳個訊息說我沒辦法到好了。」

「你真是沒有好好吃飯的命。」Eva再開了我一句玩笑，轉身離開，「掰囉。」其實她也延遲了下班。但遇到病人就把自己的事情放一邊，已經是我們的反射習慣。

我直接到手術室，換好手術室衣物，等產房準備好送孕婦下來。

「Monitor[4]看起來怎麼樣？」還是不放心，我打給產房護理站。

「我們灌兩百多c.c.（生理食鹽水）進去了，胎心音沒再掉下來，但是很平[5]。」M是資深的產房護理師，我從實習時就認識，看著我從戴手套都不會一路到獨當一面的老同事。

像M這樣的資深護理師的經驗值非常可貴，對主治醫師來說，他們常比資淺住院醫師更能提供切中病情的關鍵資訊或臨床處置。醫學訓練有點類似學徒制，書上能讀到的只是基本理論，所以前輩醫師的經驗傳承與自己的臨床經驗累積十分重要，而護理師的臨床觀察提供了許多醫師自己不會注意到的角度，能幫助資淺醫師更全面地瞭解病人和累積經驗。可惜的是，醫院常把護理師當成可替換的人力，病人也常忽略護理師的專業度，事實上，護理師是很重要的工作夥伴，也是資淺醫師的重要老師。

「要缺氧了啊。」我沉吟，「她老公來了沒？」

「剛到，R[6]已經在說明，讓他簽同意書了。」產房經驗豐富，尤其這種緊急案件，幾乎是全體動作。

「好，我在手術室等。」我回覆，「打給新生兒科請他們standby[7]。」

「好。」產房護理師M掛上電話。我趁空檔傳了一則短訊息給W學長。

不到十分鐘，孕婦被推進手術室，手術室團隊和產房護理師開始交班。

4　指胎心音監測器。

5　胎兒心跳調節，一分鐘之內會有速度變化，一直「維持」平穩心跳速度，反而表示胎兒有缺氧，窘迫或神經發育問題。

6　住院醫師resident的簡稱。

7　高危險妊娠個案在胎兒娩出之前，若評估有嚴重早產、缺氧或其他特殊狀況，會請新生兒科醫師到產房或手術室待命，以備胎兒一離開母體立刻進行急救或必要治療處置。

「下刀！」術前鋪單和消毒迅速完成，麻醉妥當，立刻動作。

我用最快的速度打開腹部皮膚脂肪肌肉，劃開子宮，劃開胎膜，不像一般剖腹時「嘩」一聲湧出羊水，這次幾乎沒有羊水。

胎頭出來，膚色絳紫。

「學弟，壓肚子！」需要增加一些腹壓幫忙加速娩出。

「好！」學弟站上小腳凳，從孕婦隆起的腹部頂端，對子宮頂施力。

「好，前肩……」我將胎頭往我的方向推，娩出胎兒的右側肩膀，「好！再來……」反向再推，娩出胎兒左肩，接著腹部和下半身就順利滑出來了。

「喔！臍繞頸！」我喊出術中發現，方便產房護理師記錄。其實臍繞頸並不罕見，自然產和剖腹產常遇到像項鍊一樣繞著胎兒頸部一圈的，或是像一條毛巾掛在頸部的。

我一手撐著胎兒的肩背，輕輕讓胎頭繞開圈在脖子上的臍帶，「一圈，」咦，還有，「兩圈。」

再繞開，還有。

「咦！三圈！」我繼續數。

「三圈？」產房護理師A和新生兒科的H醫師都從嬰兒處理檯那側望過來。

還有！

再撐著胎頭，繞開第四圈，「四圈！」連刷手護理師都跟我喊了出來。

「還有！五圈！」大家跟著我的動作，盯著膚色絳紫的新生兒，驚訝地喊著。

「哇，學姊，六圈！」連學弟都跟著喊。

「七圈！」終於數完。

胎兒的脖子，一圈又一圈的勒痕，清晰可見。

學弟趕忙恢復例行程序，抓起長長的臍帶中段，夾住，剪斷。

膚色還是暗的，胎兒全身軟綿綿，頭仰著，後垂。肌肉張力很差。

「活力不好！」我把胎兒抱到嬰兒處理檯，產房護理師A和新生兒科H醫師立刻接手，一邊幫胎兒擦乾身體，避免失溫，一邊摩擦胎兒胸肋和背，刺激呼吸。

「好，線來。」我回到手術檯，開始縫子宮，「有沒有好一點？」一邊問胎兒復甦狀態。

「有。」產房護理師A一邊忙，一邊回報。

我抬頭看一下，胎兒的手和腳不再軟綿綿垂著，開始朝空中揮動。然後，聽到細細的哭聲。

「好啦，沒事了。」我跟站對面幫忙擦血拉勾[8]的學弟相視而笑。

「我們抱去新生兒觀察室好了。」H醫師推著新生兒保溫箱，出刀房前跟我說。

「好。謝謝。」

出血不多，我把子宮肌肉層縫好，確認骨盆內沒有出血，縫合腹壁，拉回肌肉，細針細線把皮膚對齊縫好。

「好。Cover[9]！」隨我話聲一落，護理師幫忙撤走旁邊的無菌單巾，學弟和護理師分別拿濕紗布幫病人皮膚擦拭血跡和優碘消毒液，以免皮膚受刺激發癢，刷手護理師[10]遞給我一疊已經排好的紗布，蓋在傷口上，學弟幫忙貼上大型透氣膠布。

「小姐，開完刀喔，你可以醒囉。」麻醉科H主任溫柔叫喚，病人開始扭動身體。

「謝謝大家。」術後感謝所有工作人員是我的習慣。

隨著病人推出手術室，霎時工作人員都離開了。地上是沾了血的手術單巾、拆開的紗布器械外包裝、點數時丟落地上的沾血紗布。

所有的病人治療和照顧，靠的都是「團隊」。像她這樣的剖腹產手術，除了產科醫師、麻醉科醫師、新生兒科醫師，還有麻醉護理師、手術室護理師、產房護理師，再加上婦產科住院醫師、實習醫師或手術助手，這樣的人力成本，根本不是健保給付足夠的；也不是多數孕產婦或家人想像的，跟醫院預約一個算命算出的「好時辰」，就可以得到「客製化」的「精美服務」。

我翻開病歷，寫下手術記錄，術前診斷、術後診斷、手術時間、手術程序、使用器械、使用針線、手術發現、出血量、點滴灌注量。

「臍繞頸七圈，羊水過少，胎兒活力不佳。」寫下這幾個術中發現，像是經過了一段恐怖的懸崖，還驚甫未定，只能慶幸沒有摔下去。

記錄寫完，發現今天是四月一日。真的是傻子才會選擇當個天天走懸崖的產科醫師。

回到辦公室，桌上有一束花。我完全忘記原本跟W學長約好的晚餐了。

---

8 手術時助手持器械協助拉開組織，讓手術視野清楚。

9 用紗布蓋傷口。

10 開刀時有一到兩位護理師以無菌裝備跟醫師一起在手術檯，協助遞送器械、收回器械、在針頭裝線、收納沾血紗布等工作。

飄洋過海的女人

比起海線地區的醫院裡，產後病房一半以上是新移民女性，在醫學中心，新移民配偶的比例相對少一些。原因包括醫學中心位居都市，造成交通成本落差，加上醫療費用差距，對經濟弱勢的家庭負擔較大。不過近幾年，新移民族群逐漸轉變成因赴海外經商等因素而認識，家庭經濟狀況普遍好些，有些新移民病人對住院過程的自費項目毫不手軟。

「醫師，我們要來產檢。」女人的腔調聽得出來是來自中國。跟老公一樣曬得有點黑，也一樣體型微胖，短袖碎花洋裝，袖口箍著她的手臂，額頭的頭髮因下午燠熱的天氣濕濕地貼在皮膚上。她坐下來，想拿孕婦手冊搧風，大概又覺得這樣對醫師不禮貌，很快收手。老公站她旁邊，雙肩各揹一個袋子，其中一個花包，看得出來是老婆的。

「好喔，我看看。」我一手接過她遞上的孕婦手冊，確認一下之前產檢到哪個進度。孕婦手冊是診所發的，很新，還沒有記錄。

「你之前在哪裡做過檢查？還沒抽血嗎？」我問。

「臺南的診所發給我的，還沒抽血呢。」她有一雙大眼，長相有點像南島語系的人。褐色的膚色和有點肉的腰身，很有女人味。

「臺南？」跨這麼遠來，有什麼特殊考量嗎？

「喔，我們住臺中啦，之前去臺南做生意的時候，順便去檢查的。」女人把額前還濕濕的頭髮撥到耳後。

確實有些孕婦是這樣產檢：譬如某些夜市攤販，可能某月某週在一個城市擺攤，另一週又到另一個城市擺攤，人到了哪個城市，就在那個城市找診所或醫院檢查。之前那位醫師只發給她孕婦手冊，確定進入產檢程序而已。

「好，那我們確認一下週數和預產期，今天要先抽血喔。」第一次產檢有幾個重要篩檢要做。

「好的。」她的腔調滿好聽，帶著一點做生意的俐落感。要準備當爸爸的先牛，站在診間門邊，手不知道要放哪裡似的，憨實的有點尷尬。

週數還早，沒有異常出血，我給了這對夫妻初期孕期衛教，預約了一個月後的產檢，讓他們抽完血之後回去。

一週後，檢驗科發來異常報告通知[11]：「貴醫師患者○○○，檢驗報告VDRL為高度陽性。」VDRL是梅毒螺旋體的血清篩檢指標。這有些麻煩了，孕婦梅毒會導致胎兒發育異常，況且梅毒是需要向衛生局通報的法定傳染病，於是諮詢室個案管理護理師通知了他們夫妻提早回診。

一聽到是「梅毒」，兩個人的表情都非常凝重。

「抽血後這個指數有點高，不過這有可能是偽陽性[12]，我們再做第二個檢查看看喔。」血清篩檢多少有些誤差，「過去八年來，我的門診個案再確認後，結果都沒事，先別胡思亂想。」我再補充一句。

「該做什麼檢查我們就做。」她一樣俐落的語氣，帶著那個好聽的腔調。

兩週後報告出來，確認是梅毒帶原。梅毒在臺灣沒有絕跡，但多數發生在特殊族群，產檢時遇到梅毒的機率真的極低。門診資深護理師姊姊之前常跟我說的，「你真的很會遇到特別的病人欸！」

「醫師啊，這要怎麼辦呐？」諮詢師打電話通知她回來看報告，一進診間，老公都還沒跟上，她就立刻坐下發問了。

「我們有幾件事情要處理，我一一跟你們說喔。」即使是再罕見複雜的病況，我也得保持穩定跟病人解釋。醫師必須沉穩，病人才能安心。更何況有許多人不信任女醫師，我一定要比男醫師看起來更老成、更穩當才行。

「第一呢，梅毒是性傳染病，所以先生今天也得抽血檢驗。」臺灣的衛生教育普及，一般人還不至於不知道梅毒是性傳染病，也就不用曖昧地閃避解釋了。

老公點點頭，沒再多問。畢竟已經是他的妻子，就是他們兩人要一起面對的事。

以前因婚姻移民的家庭，常有虐待或歧視新移民女性的現象，但依我在醫院產檢接生的經驗，倒是看到很多這樣家庭的老公，就算與來自印尼或越南的妻子語言不太通，還是十分疼愛妻子。我甚至遇過菲律賓女子來門診時直接跟我用英文交談，根本不顧慮老公聽不聽得懂，先生也樂於退一旁，笑笑說，「沒關係，她能跟你溝通就好。」

「我今天下午幫你約了感染科醫師，你得開始接受治療。」我把感染科預約單遞給她。這是擔任醫學中心醫師的好處，有其他專科醫師可以合作。

「好。」她睜著大大的眼睛，「那小孩呢？小孩不會有事吧？」才剛十二週，下腹其實才稍微隆起，她撫著下腹，彷彿已經感覺得到胎兒似的。

「胎兒的部分，就是我要你快去接受治療的原因。」我把準備好的書面資料拿過來。這些

---

11 依規定，發現有特殊異常報告，要先通知主治醫師，避免延誤病情。

12 以VDRL檢測，大約會有百分之二的偽陽性，也就是指數高，但再次檢查後確認是陰性反應。

資料包括先天梅毒胎兒的照片，都是之前上課學過，考試也考過，但當時真沒想過自己會遇到。老公和她都湊過來，仔細看著。

「媽媽沒有治療的話，梅毒螺旋體可能從胎盤進入而感染胎兒，先天梅毒的胎兒會有發育遲緩、鼻根下塌的馬鞍鼻，角膜炎導致視力不良、皮膚水皰、骨頭發育異常等等。」

兩個人臉色都很難看。

「不要緊張，通常盤尼西林[13]都能治療好。」我拍拍她的手背。

「對了，梅毒在臺灣是法定傳染病，我們得通報衛生局。衛生局會打電話問你們有沒有接受治療，還會要求性伴侶也去檢查。我先跟你們講，免得接到電話時你們嚇一跳。」我總會事先跟病人解釋清楚性傳染病通報的電話流程，以免她們接到時以為隱私被洩露。

兩個人都點點頭。相較於胎兒的未來發育，什麼傳染病通報對他們來說，大概是最無關緊要的事。

「醫師啊，那就麻煩你了啊。」離開診間前，她轉頭跟我揮了一下手，彷彿交代我一個重要貨物似的。不過，她的表情和語氣，反而也讓我不那麼擔心她。是個遇到事情不怨不咎的人。我喜歡這樣的女人。

一個月後的例行產檢，胎兒發育得更明顯了，超音波下張開的手掌、還沒怎麼長肉像骷髏一樣的臉，夫妻倆看得目不轉睛，偶爾露出笑意。

感染科幫她打藥了，也抽血追蹤。老公的檢查結果，陰性。

「你沒有胎兒異常家族史，又還不到高齡產婦的年齡，我跟你們討論一下唐氏症的血清篩檢喔。」例行的檢查還是得照時程安排。

諮詢結束，像其他孕婦一樣，他們選擇和其他沒有病史的低風險群孕婦一樣的檢查方式。「每次來都抽血呀。」她舉起肉肉的手臂端詳，輕輕嘆一口氣。

「好啦，我這邊剩下一次了。」我看她苦笑，也笑著拍拍她。

再一個月後產檢，唐氏症篩檢的血清結果顯示低風險，但是感染科的檢驗報告，她的梅毒是抗藥性。結果一好一壞啊。

她很難完全放心，我也是。

「再捱一針吧，我幫你確認一下胎兒沒有受影響。」雖然捨不得她一直扎針，但是該做的還是得做。藉由抽取子宮內的羊水來確認梅毒螺旋體是否透過胎盤進入子宮，是一個方式。

---

13 Penicillin，青黴素，很古早的抗生素。

「唉呦，進去肚子喔。」她跟其他要做羊水採樣的孕婦一樣的反應。

「放心，我是用超音波看著做，不會戳到胎兒的。」這是我很熟練的檢查，也是很熟練的術前解釋。

檢驗科還沒遇過羊水檢體驗梅毒，還得事先溝通討論一下。我總是有特別的病人，需要少見的處置。例如前年有一個羊水過少的孕婦，沒有特殊原因的羊水少，與他們夫妻討論之後決定在子宮內灌注溫的生理食鹽水，也是醫院首例，產房、病房和超音波室都要一起擬定規劃。

這樣的梅毒帶原，或是羊水莫名過少，通常會怎麼「處理」？

即使是一般正常懷孕，也沒有醫師能打包票胎兒一定毫無問題，更何況是已經有一些狀況的懷孕。最簡單的做法，就是建議孕婦終止那次懷孕。所以常常聽到懷孕早期照過X光，或是懷孕早期吃了藥品的孕婦，醫師給的回答就是「拿掉」。我能理解醫師採取防禦性醫療是最簡單安全的做法。在醫病關係緊張不信任的大環境下，我也覺得不該苛責醫師們選擇這樣一條「最安全的路」。

但是，遺傳諮詢的專業訓練是提供孕婦充分資訊，讓她們在清楚各種風險與可能的情況下，自己做出知情同意的決定。但要病人自己認知各種風險與可能和做決定，其實並不容易。給別人做決定最簡單，一旦後悔，也容易咎責於他人。剛開始看診時，我秉持我的訓練，跟病人詳細說明，最後病人看著我說，「醫師，你覺得怎樣比較好？」、「醫師你做決定。」、「醫師，如果你是我的話你會怎麼做？」老實說還頗為挫折。

只是我也堅持我應該維持的諮詢專業，所以回答通常是「我不是你，以後要照顧小孩的是你不是我，我不能幫你做決定。我可以再跟你解釋一次，你也可以回家再思考看看，但做決定的一定是你（你們夫妻）。」好像很無情，但我認為很必要。從決定結婚、決定懷孕、決定要養育一個孩子，都是在各個風險與得失之間做選擇，不是嗎？然而，很多人常常抱著「大家都說現在該結婚了所以我要結婚」、「人家說我再不生就高齡了所以生」、「啊就結婚了也該生小孩了」這樣的理由。就像男人說「我爸媽喜歡所以我跟她結婚」，之後再跟別的女生抱怨說「其實我最愛的不是我老婆」。

或許因為我對病人採取「提供所有選擇資訊」的方式，所以我才會有那麼多「別人不會做」的處置吧。

羊水檢查的報告一週後出來，胎兒沒有受到感染[14]。

我和這對夫妻都鬆了一口氣，門診護理師也是。她的抗藥性梅毒持續治療，指數高高低低，就是無法降到正常值。但是至少老公和胎兒都不受影響，也算是好的狀態了。

待產那天她痛得滿頭大汗，半坐著，手緊抓著床欄，低聲「唉呀、唉呀」喊著。老公坐在床榻陪著她，沒能多說什麼，也急得滿頭大汗。

這種時候我特別心疼這些飄洋過海的女人。離自己的家人遠遠的，到一個沒有任何親人朋友的地方，跟著一個男人和他的家庭，就這樣過起日子。生產分娩是人生的重大時刻，只有自己選擇的這個男人是她唯一的依靠，再慌再怕也只有他。真的，好勇敢。

她痛了一天，沒有打減痛分娩，撐到子宮頸全開，進了產房。她的老公是傳統男性，沒有跟進來。在護理師的幫忙下，她用盡全力，擠出一個胖乎乎的小男生。

足月孕婦略為水腫的臉，濕漉漉的全是汗水，或許，也有淚水。在異鄉，充滿陌生人的產房裡，她有了一個自己的親人。

產後一週，她回診。

「都還好吧？傷口癒合得不錯，正常吃，餵奶需要多一些蛋白質和水分就好，不要亂吃補品。」內診幫她把傷口線頭剪掉之後，回到診間，我提醒注意事項。

「都好。」雖然是新手媽媽，她餵奶餵得不錯，「可是醫師啊，小兒科說我小孩唐氏症。」

天啊。我趕忙用病歷號查詢她胖兒子的病歷記錄。因為外觀的某些特徵，新生兒科醫師幫他多做了染色體檢查：多一條二十一號染色體。

我一時說不出話來。她是低風險群，沒有做羊水染色體檢查，抽血篩檢也是低風險[15]。

「唉，也就只好這樣了吧。」她比我更能接受這個事實。

彷彿人生遭遇的一切她都承擔下來，她真的是一個好堅強的女人。

14 目前臺灣的產檢，懷孕第一次抽血和二十八週左右的抽血檢查，都有針對梅毒的篩檢檢測，如果結果確認為陽性，可及早治療。

15 當年唐氏症血清篩檢只使用兩個指標計算，只有大約百分之七十的唐氏症個案篩得出來，不如後來的其他篩檢準確度高。

轉手

下診前來了通電話：「學姊，我可以送一個會診[16]嗎？」陌生的聲音，不知道是哪一科的學弟。

「你是哪一科？」我直接問，難得今天沒住院病人，不是很想再接工作。

「學姊，我這裡是感染科……。」學弟趕忙回答。

喔，我知道了。感染科會診我的，多半都是別人不願意接的個案。

「好吧，什麼樣的病人？」我嘆口氣。

學弟謹慎清楚地跟我報告病人的病史、症狀，包括他的臆診[17]。學弟妹們大概有交班「這個學姊很兇，要小心」吧。

「好，把病人和病歷帶到婦科第二診間來。」我重新打開電腦的看診介面。

四十多歲的女人，很瘦，灰白頭髮剪得極短，眼窩極深，明顯的黑眼圈，讓人感覺不好親近，但動作和表情又顯得慢而輕柔。

「你好，我是林醫師。感染科說你摸到會陰部有一顆腫塊？」診間只有我和陪同她來的病房護理師，「摸到多久了？」

「我三個月前還在〇〇被關的時候，就發現這邊腫一顆了。」她很坦誠。

原來她是個藥癮個案。我很欣賞她的態度。對醫師隱瞞真的沒有好處，只會拖延治療和引導出錯誤診斷而已。

「好，我們直接內診看一下好嗎？」剛剛已確認過她的病歷，她有兩個兒子，表示已有性經驗，可以進行內診。

「好。」她靜靜站起來，隨護理師走到內診檯。

她躺在內診檯上，極瘦的大腿，感覺很疲倦的肉體。隔著一個布簾，仰躺的她補充說，「我之前去〇〇醫院，醫師跟我說，這個不立刻開刀會有生命危險。」

「醫師這樣說？」她的病灶很典型。學弟的臆診正確，是巴氏腺囊腫[18]。急性期已過，沒有發炎現象，只是陰唇外一個摸起來大約兩公分的腫塊。「除非細菌感染嚴重到併發蜂窩性組

---

16 住院病人依疾病種類由當科主治醫師和醫療團隊照顧，但若個案有非當科的症狀，需要跨科專業協助時，請求症狀可能相關的他科醫師來診療，稱為會診。

17 對疾病的初步診斷，或者病人尚未完成治療、手術檢體尚未完成病理細胞診斷前，還未確定診斷。

織炎，不然不至於到有生命危險啦。」那個醫師說得真的太離譜。

「後來那個醫師知道我有愛滋，」她繼續說，平靜地，「馬上說吃藥就好了，沒關係。」

這反應轉變也太明顯了。

「我後來吃了一個月的口服藥，都沒消。」她緩緩說著。

巴氏腺囊腫的標準治療是實施「造袋術」[19]。我點開手術室排程，本週全滿。而且這樣的帶原病人通常會被排在手術室當天最後一檯，意思是她得禁食禁水將近一整天，太折騰了。

「我先幫你把裡面累積的液體抽掉。」先做初步處置吧。

「好。」她維持著平淡的語氣，禮貌的，拘謹的，消極的。

我找到大號的針頭，確認病灶處，消毒，直接扎進去，「會有點痛喔，忍耐一下。」

「嗯。」她小聲回答。很配合，沒有多餘動作。

順利抽出淡麥色的液體，不是膿，就只是腺體的液體而已。什麼「不立刻開刀會有生命危險」太誇張了。

「沒有感染。抽出來的東西我們會送例行檢驗。」我把檢驗單和檢體交給她的病房護理師，「這個麻煩病房送驗。」

她穿好衣服，點了頭輕聲跟我道謝，隨著護理師離開診間。

我看著她的短白髮和削瘦的背影，嘆了口氣。

「醫師，我那邊摸到一顆一顆的。」她把兩個大紙袋放在候診座位背後的器械櫃上，大肩包抱在胸口，坐下來，大嘆一口氣。

她打扮得非常仔細，手指頭上戴著大玉石戒指，紫水晶和玉石材質的手環籠著圓潤的手腕，燙捲的頭髮，髮質顯得毛躁，上了妝的臉，粉底不太服貼，膚質顯乾，毛孔明顯。不到四十歲，卻比實際年齡略顯得老些。

「好，我們檢查看看。」我問，「你有性經驗嗎？」

「有。」她說。

她起身，寬大的長裙，繁複的顏色與花樣，還綴了一些珠子和亮片，襯著她高大的身

18 女性會陰部靠陰道開口兩側，各有一個「巴氏腺」，主要用途是分泌液體，有潤滑陰道的效果。某些情況下，腺體小、開口發生阻塞，會導致液體聚積在內而腫大，若剛好抵抗力不佳，可能合併細菌感染。

19 另做一個腺體開口，稱為造袋術。

形，加上她雙側手腕上的珠串裝飾，還有民俗風的粗跟高跟鞋，感覺到她對自己樣貌的注重，還有她的某種沉重。

女人都不喜歡內診，下身裸露，還要張開雙腿，面對一個並不熟悉甚至完全陌生的人，總是不自在。

我調整內診用燈，戴上手套，仔細檢查她的會陰部。陰毛不襯年齡的灰白，皮膚粗糙而暗沉。外陰部的乳突狀小顆粒，超過十多處，有點數不勝數。

「真的蠻多顆的。」我告訴她初步發現，保守的。

「嗯。」她應聲，「我之前去中國，做了換腎。」

「所以你在吃抗排斥藥[20]？」我問。

「對。」她回答，「我換完腎後兩個月，就開始摸到這邊一顆一顆。」她對自己的身體很注意，病史症狀的時間記得很清楚。「醫師，這個是不是菜花？」她很直接地問了。

「看起來像。」她自己先問，我鬆了一口氣，不然我正在躑躅怎麼告訴她。這雖是常見的性傳染病，但對女生多少有心理上的衝擊。「我先幫你做切片，確認是不是，然後我們來治療，好嗎？」

「好。」她也很快答應，連怎麼做、會不會痛，都沒問一聲。

我挑了尺寸較大的病灶，在皮膚上打了麻藥，切下〇．三公分大小的外陰部顆粒，放進護理師M遞過來裝了福馬林的檢體瓶。

「好。這幾天切片的地方會有一些刺痛，不過洗澡碰水沒關係喔。」我叮嚀。

「好。」她是很配合的病人。對於確認檢查結果的意念，超過她對檢查治療感到的不適。

護理師M給了她門診預約單，下週回診。

她這次穿得一身黑，一樣不太服貼的底妝，一樣成串玉石水晶手環，一樣顯得沉重的側揹大皮包。

「報告確定，是菜花。」我直接給她答案。

「嗯。」她毫不意外，看來早就在等待確定診斷。

「這是人類乳突病毒感染，很常見，許多有性經驗的人都可能感染過，不見得有症狀。」

我試著說明這個觀感不好的疾病，畢竟這感染跟性行為有關，也隱約指向性伴侶的某些行為暴露。很多病人聽到這診斷之後，大受刺激，甚至失眠沮喪。

20　因為移植了不是自己的器官，必須吃抗排斥藥，讓免疫系統不要攻擊外來器官。

「嗯。」她點頭。沒有什麼情緒反應。

「可能因為你在吃抗排斥藥，抵抗力受到壓抑，所以會發作出來。」我解釋給她聽，「說不定是很久之前感染的。」

「我想也是。」是個好溝通的病人。

「我幫你塗局部麻醉藥。」我用棉籤尾端點點她的病灶，「先電燒掉幾個比較明顯的好嗎？」

「好。」只要能治療都好的態度。

其實，即使抹了麻藥，電燒的時候還是有熱燙和刺痛感。隨著電燒頭碰觸病灶，她的身體不由自主地縮起來。

「好，忍耐一下喔，再幾個喔。」護理師M在旁邊出聲安撫。

病灶真的很多，一小點一小點密密麻麻。發現自己皮膚上有東西一一冒出來，那種越來越不對勁的感覺，一定很糟。

她的會陰皮膚被我燒出一個一個小窟窿，「這幾天你的傷口會有擦破皮的感覺，我開藥膏給你。」我說明。

「好。」她很簡短回答。不囉唆，很配合。

穿好衣服，她在看診的椅子上坐下，拉拉衣服下襬，把沉重的大背包抱在胸前。

「我這個是在中國做移植時感染的嗎？」終於開始多問了些。我對她只是單方面接受治療建議，總覺得不夠。

「你的手術不會接觸到會陰部，而且移植手術必須維持無菌，應該不是手術感染。」我從電子病歷前轉過來看著她，開始解釋，「可能是因為移植手術之後，開始吃抗排斥藥，抵抗力下降了，所以之前的感染發作出來。不一定是最近一個性伴侶喔，之前的也都可能。」我補充，這病總有點尷尬。

「嗯。」她沒有「在心裡盤算著到底是誰」的表情。

「下週再回來讓我看看傷口，好嗎？」我問。

「好。」她對治療的配合度真的很高。

一週後，她依約回診。

「傷口不錯。再一週，差不多就癒合了。嗯……這邊一點一點一點的，應該都是。」我在她岔開的股間細細檢查，「有個自費的藥，開給你回去點好嗎？這些實在不好燒。」我問。

「自己擦藥嗎？」她問，聲調稍微高了一些些。

「對，兩天擦一次，要不要試試看？」我提議。她的病灶真的細微卻又太廣泛。

「好。」她很快回答。

回到診間，她唰唰地在自費同意書上簽名，手上的水晶珠串發出清脆的聲音。

「藥用完之後你再掛號回診。」我叮嚀。

「謝謝醫師。」她轉身向我點個頭。

一個月後，她回診。

「嘿，醫師。」我跟她一樣期待看看病灶是否改善。

「欸，好很多。」調整內診燈，我仔細檢查她的會陰皮膚。

「真的喔！」第一次聽到她這麼開心的語氣。

「多數都縮小了，有些也消失了。」治療成功，我也開心。

「太好了，醫師，謝謝你！」她突然哽咽。

「好啦，沒事。會好的。」我拍拍她大腿，安慰她。她之前不知有多折騰。

「我給你看之前，找過你們另外一位Z醫師。」她吸吸鼻子，「他跟我說，等到長大顆一點，再幫我燒……。」她難過到說不下去。

「啊……」我突然懂她一開始很緊繃但又非常願意配合的態度，「他說的也是沒錯啦，只是……」

「我怎麼受得了讓它一直長大啦！」她突然大哭出來。

「我瞭解。」我再拍拍她，「好啦，沒事。快治療好了。」

她起身穿衣，抹著眼淚走回診間。

她雙手按住眼角，試圖忍著她一直停不下來的眼淚，「你願意幫我治療，我好高興。」她眼淚還是停不下來，整張臉被抹得濕濕的，妝都糊了。

「沒事的。」我對她笑笑，「你還是得睡飽喔，抵抗力要維持好。」

「好。」她快速在護理師M遞過去的自費藥品同意書上簽好名字，領了藥單。

「醫師謝謝。」她揹起大肩包，轉身步出診間。帶著彷彿變輕的步伐。

差別心

「林醫師，我這邊感染科。」從第一個ＨＩＶ懷孕婦女的個案合作開始，我和愛滋個案管理師Ｊ就成了很熟的夥伴，去年我還受邀參加感染科的尾牙，也算是跨界跨得很兇。

「哈哈，有什麼事啊？」Ｊ打電話來絕對不是什麼輕鬆的案子。

我在科內是個沒有主管職的一般主治醫師，而且還不算資深，可是對於困難個案二話不說就接下來的習慣，院內院外大家不想接的個案，最後都會來到我手上。

「有一個我們的個案懷孕囉，找你產檢接生可以嗎？」Ｊ真是非常直接。

「好啊，哪一節診你們比較方便過來？讓我知道一下。」我也真是毫不掙扎就接了。

「好喔，那這週五下午的門診我帶她過去。」Ｊ很快給我孕婦的病歷號。

是的，這個產檢個案，是ＨＩＶ帶原者[21]。

開診前，我先向跟診護理師說，「今天感染科Ｊ會帶一個ＨＩＶ孕婦來產檢喔。」我認為，醫療是團隊，雖然理論上對不同個案不能有差別待遇，但現實就是有些醫療人員還是有個人顧慮，我不能因為自己沒有顧慮，就以為其他同事也跟我一樣不會擔心，也不能因為自己想要當英雄（其實哪裡有什麼英雄），就叫別人不顧一切跟我一起衝。但我的護理師同事總是很棒，她們每聽到我有HIV個案，都一派輕鬆地回應：「喔，好啊，那有怎樣嗎？」真的沒有怎樣。婦產科很容易接觸到患者血液或體液，你無法完全掌握病人是否有你所不知道的血液傳染疾病。為了保護自己和保護其他病人，最基本的就是把手套戴好，該有的防護做好。相對於病人多數是口沫傳染疾病的呼吸內科，婦產科醫護人員更難做到防護。

也就是說，重點在防護，不是檢討病人的道德潔淨。

護理師M非常習慣我們診有各式各樣的複雜個案，笑著說，「你又接HIV個案囉。」一是啊，這不是我的第一個感染患者了。

「林醫師，她上週確認懷孕。她已經在我們科規律服藥兩年囉，目前病毒量都極低。之後產檢和生產就麻煩你了。」事先預約好看診序號，一開診，J就帶著帶原孕婦進來。

矮矮胖胖的一個女生，快三十歲，素著一張臉，不過大概平常有化妝，眉毛剃得剩下眉心一些些。不知是否曾經在曝曬陽光的場域工作，又或許因為染得偏黃又稍嫌乾燥的髮質，

21 臺灣習慣稱為「愛滋病」，即AIDS人類後天免疫不全症候群。但是，其實愛滋病是感染者發病之後，已經過及早診斷並規律治療的個案，正確應該稱為感染者或帶原者。

讓膚色顯得暗沉又不太均勻。剪了一個有點傻氣的瀏海，雖然肚子還沒開始大起來，倒是已經穿了可以充作孕婦裝的娃娃裝，彷彿可看見她殘存的一點孩子氣。

「哈囉，有沒有什麼不舒服？」我對她完全跟對待一般孕婦一樣。

「還好。」她笑笑。她已經在感染科服藥控制兩年多，早與這個疾病共處，和其他慢性病毒帶原的病人沒什麼兩樣。

「會噁心嘔吐嗎？」我問。

「不會。」她手指頭短短胖胖，和肉肉的小腿一樣，自在地左右交疊著。

「那正常吃喔。不要因為沒有噁心嘔吐，就以為孕婦吃東西都不會胖喔。」孕婦體重我總是盯得緊。

臺灣經濟進步得比科學知識快，普遍還是有「一人吃兩人補」這種觀念，常常用現今的經濟和生活方式，「實踐」以前資源匱乏年代的想像。明明現在食物來源豐富到驚人，只有營養過剩和營養不均衡的問題，卻還是用阿祖時代的想法，看到孕婦就建議「多吃點」、「盡量吃沒關係」、「這是為了小孩好」，問題是阿祖時代可沒有現在這麼多好吃的甜點飲料，也沒有可以開懷大吃的各種甜度很高的水果。重點是孕婦懷孕過程體重增加太多，小孩未來有較高的糖尿病風險。所以我常常叮嚀孕婦，「把胎兒養太大，生產時裂到肛門的是你，不是那些叫你拚命吃的人」或是「毫不節制地一直吃，生完留在你身上的肉，你得自己想辦法，那些叫你吃的人不會幫你買新衣服」。

「好。」她笑開了，大概沒聽過醫師叮嚀這個的。

她是計劃懷孕，也就是說，事先就跟感染科醫師討論過她的懷孕計畫，感染科個管團隊以及她與老公都有充分準備。

這是很好的事情。生育年齡有性生活，沒有避孕，一定有懷孕機會。如果抱著僥倖的心態不去面對，或者一邊擔心服藥的影響，卻不跟醫療專業人士討論治療方式如何調整，像鴕鳥一樣等著「事情發生」，不是應有的態度。

臺灣民眾對HIV總有著毫無理智的恐慌，加上這幾年同志議題比較有能見度，對HIV感染者的想像更與對同志的不友善綁在一起。其實，不止一般民眾，包括很多醫師，也充滿著許多偏見建立的謬誤。他們缺乏對多元性別議題的理解，卻對男同志的性有非常多想像，然後用道德的角度責備他們所不瞭解的族群。偶爾男醫師有外遇或者泡酒店的八卦，只不過是醫師們閒暇聊天的下酒菜；這些寬容著不忠不倫的異性戀男性女性，卻對於期盼可以盡忠誠義務的同性戀懷著滿滿惡意。

她在檢驗科的抽血報告顯示抗體濃度正常，病毒量極低。如果不是J特別陪同過來，沒有看她過去病史便不會覺得她有「特殊感染疾病」在身。所有感染科醫師都知道，一位正常規律服藥的個案，可以到「抽血也驗不到病毒」的程度。可惜不論目前國家法令，或是第一線醫療急救人員，總是堅持「如果是ＨＩＶ病人，要在診治第一時間就先告知」。其實，規律服藥的個案，根本與一般人無異。再說，對於感染者不友善的環境，很多時候造成感染者擔心被拒絕而隱瞞，或者更多是根本不知道自己是感染者的病人，這些情形都不是法令上要求「主動告知」就能保護醫療人員的。

超音波檢查確認了預產期，基本檢查也沒有異狀。「等一下到諮詢室發媽媽手冊給你，第一次產檢要驗尿和抽血，檢查地中海型貧血帶因和脊椎性肌肉萎縮症喔。」我遞給她一張顯示胚胎長度的超音波照片。

她笑笑，沒有太多激動興奮或擔憂的情緒。

依慣例必須記錄她的婦產科基本病史[22]，「你懷孕過幾次？有生過小孩嗎？」

「我生過四個。」她泰然自若地說。

「咦？感染前還是感染後？」我嚇一跳。

「應該是感染前。我們驗過，小孩都陰性。」Ｊ立刻補充。原來這次懷孕是她跟第二任丈夫，而那四個小孩，是跟她的前夫還有前任男友。所以ＨＩＶ的感染，可能來自最後一任男友。

「好。」有感染科一起照顧，我其實很放心。

「那還有什麼問題要問嗎？」我看看她，對她笑了一下，拍拍她的手，「放心，我們會照顧你。」

「沒什麼問題。」她也笑了。圓圓臉顴骨處的曬斑因為笑而看起來更明顯。

她站起身準備離開，我補充，「如果兩週內感染科也需要抽血的話，你可以合併一起抽。不然你要被抽好幾次。」

「好。」她跟其他經產婦[23]一樣，沒有因為帶原與用藥，有特別的擔憂。我想感染科跟她的孕前溝通與衛教做得很好。

「林醫師謝謝喔。」J很快地跟我揮揮手，「之後用藥細節我再跟你說。」

「好，謝謝感染科。」我常說在大醫院工作的醫師，不一定代表比基層醫師厲害，而是我們多了其他科的資源和支援。

22 婦產科臨床記錄，必須包括懷孕次數、分娩次數、流產次數、子宮外孕次數、經期記錄等。

23 生過一胎以上，為經產婦。

依照產檢時程，她一一完成檢查。第三次起，J就沒再陪同，為了配合她老公的時間，她掛夜診，而且全家一起陪她來產檢。

經產婦肚子大得快，她個子不高，身姿顯得更沉重。老公跟她一樣胖胖的，也略顯黝黑，穿著洗得有點舊的polo衫，肚子也跟老婆一樣隆起，衣服變得略薄，讓人不由自主注意到肚臍。老公手上抱著一歲多的小女兒，旁邊跟著的是國小二年級的哥哥和幼稚園大班的小姊姊。三個孩子跟著其實是繼父的這個爸爸，不吵不鬧的，看著超音波螢幕上，據說即將來到他們家的新成員。

「有沒有聽到『怦怦怦』？」其實週數二十八週，胎兒某些部分影像已經很明顯，除非高血壓等特別的妊娠併發症孕婦，不然不會特別做心臟血管的都卜勒檢查；但是小孩子看不懂超音波影像，所以我把都卜勒游標移到胎兒心臟處，讓超音波機器反映出「怦怦怦」的心跳聲。

「這是小寶寶的心跳聲喔，跟你這邊心臟一樣『怦怦怦』在跳喔。」我拉著小姊姊的手去摸她自己的胸口。小小的手，嫩生生的。站在診療床邊的小哥哥和小姊姊，眼神發亮，有點嚇一跳又有點興奮地點點頭。

「為了預防新生兒感染，我們這胎剖腹產會比較好。」回到診療桌，一一確認過檢查數據之後，我跟她和老公說。

「嗯。」他們一起點頭。

「我們要預定時間剖腹，寶寶出來前我們會先給預防性的藥品。」避免新生兒先天ＨＩＶ感染的國際標準建議，包括排程剖腹生產、手術前的母體給藥和手術後的新生兒給藥等，感染科已將相關文獻提供給我。「如果沒有特別狀況，剖腹的時間我會建議在三十八到三十九週之間，不需要太早。但如果太靠近預產期，怕臨時有產兆，比較不好準備。」

「好。」老公說。

「依照預產期，建議剖腹的日期大約會在這週。」護理師幫忙掀開兩個月後的月曆，我比劃了一下日期給他們。門診一定要有月曆，不然算排卵日、預產期、週數，忙起來的時候腦袋常當機。

老公拿出手機，做了一下筆記。

「因為婦產科病房需要預先給藥，手術室要預做準備，新生兒科醫師在剖腹時到場照護，接著寶寶到新生兒科時也要給藥，所以拜託不要讓家裡長輩去看奇怪的時辰，你們討論一下那週的哪一天比較方便，我們就先安排白天常規手術時間。」其實即使不是感染者，我也很不贊成看一些奇奇怪怪的時辰來進行計畫性剖腹生產。週末假日和三更半夜的時間，手術室是留給緊急開刀需求的病人用的，不是用來剖腹生某個算命老師說會皇帝命的金孫用的。

他們兩人都認真聽著，露出了產檢以來最嚴肅的表情。畢竟開始談到分娩計畫，跟她過去的自然產不同，總是比較緊張一些。

接下來幾次的產檢，剖腹產時間預定了，住院單開妥；胎兒胎動很好，她的體重控制和血糖血壓都在正常範圍。一切都在老天的眷顧和醫療團隊的專業準備之中。

感染科找了我、新生兒科主任、產房護理長、婦產科病房護理長、手術室護理長，再開一次術前會議，規劃她的住院和剖腹手術程序，以及團隊如何在時程上給予標準的醫療照護處置，以確保母胎都獲得最好的治療與預防。我跟團隊先說明了她的預定手術日期。

「要給她單人房嗎？」護理督導K問。

「他們沒說要單人房欸，單人房住院費差額每天多五千元，住五天，對他們家來說太貴了。」J說。

「感控上沒有單人房隔離的必要啊。」我說。HIV是體液感染，不是飛沫的空氣傳播。

「我是怕，她隔壁床的會有意見。」督導K說。護理師被各種無理病人和家屬投訴到如驚弓之鳥，即使完全依照法規和醫療專業正確處置，也敵不過家屬或病人的「不爽」。

「又沒有感染隔壁床的可能。」我有點堅持。

「畢竟不用補差額的病房是三人共用一間衛浴嘛。」督導K說。

「馬桶又不會傳染HIV。」我其實懂K的無奈，「而且如果真的讓隔壁床知道她的病情，會變成我們違法[24]吧。」

「是啦。」督導K嘆了一口氣。

「如果因為她帶原，就可以住個人房卻不用補差額，這樣好像不太公平啊。」J也努力在想方法。

「這樣的感染者，我們有什麼特殊的給付可以申請嗎？」我問。我一直認為醫療不能因為錢而打折扣，但也不該總是賠錢去做事。靠佛心靠熱血，是無法長久的。

「沒有啊，怎麼可能。」J苦笑。

「那她就是依照一般病人規定，看她想要自付差額的個人房，或者不用補差額的健保病房，都照一樣的規定。」我說，「但是真的要注意隱私，我們照顧過程講到病情的時候要小心。」

---

24 洩露病人HIV感染的隱私為違法。

我們透過沙盤推演把她手術前一天的住院流程、進手術室前的用藥準備、胎兒娩出之後的接送和配方奶[25]的提供，都與各單位一一談定，就等時間到來。同時我也在盤算，她預定手術日的前一到兩週，我不能有距離醫院太遠的演講或研討會行程，也就是說，一定要隨叩隨到。因為如果她的產兆提早出現，我不敢確定是否有別的醫師願意臨時接手，我得隨時返院進行緊急手術。這樣的壓力只有自己知道。

依照預計時程，她住進了病房，團隊也準備就緒。

通常病人要送進手術室之前，手術室的護理人員會通知主治醫師，方便我們準備到手術室更衣預備。但是這次已超過預定手術時間半小時，還沒收到任何通知。

好吧，有時候碰到臨時急診手術，會稍微影響例行手術時間。

我又等了一小時。

「哈囉？病房嗎？12-2床手術室通知了嗎？」我先問病房。

「還沒通知欸。」病房護理師很快回答。

「藥打上去了嗎？」送手術室前兩小時內需在點滴中開始給預防感染的藥。

「還沒。手術室還沒通知。」

奇怪了。

「手術室嗎？產科病房12-2床怎麼還沒送？」我直接撥電話去問。

「喔，林醫師嗎？早上B副院長看到那檯手術是HIV病人，他說要排到最後，等今天婦產科全部手術開完才能輪到她。」手術室的控刀護理師回覆。

我非常憤怒。對，HIV是血液體液傳染病，手術過程一定會有血液體液溢出，而她是一個規律用藥控制到抽血都找不到病毒的帶原者。重點是，血液體液傳染病不是只有HIV。每天接受手術的病人，有B型肝炎帶原者、C型肝炎帶原者，甚至可能有沒被驗出的梅毒感染者，即使是已知B肝帶原者，我們也不會用「因為有感染風險」這種理由把手術延到當天手術的最後一檯。

這就要說到手術室如何因應可能的血液體液感染風險，其實就是把所有病人都當成有感染風險，並依照標準作業程序，確實把無菌程序做好，避免手術過程被針頭或刀片所傷：所有受到血液體液汙染的器械和布巾，該丟棄的丟棄，該滅菌就滅菌。再說，HIV和HCV、HBV[26]一樣，都是血液傳染疾病，卻只有HIV帶原者進行手術時，會將原本可以

25 為了減少感染風險，不建議HIV帶原產婦哺餵母奶。

26 HCV，C型肝炎。HBV，B型肝炎。

回收滅菌使用的布巾，全部以拋棄式不織布包巾取代，用完就丟，已經比平常其他手術還要「奢侈」了啊。

我真的氣到說不出話來。一般人不懂這些，是我們醫療人員沒有好好讓他們瞭解，因為專業醫療人員有責任以專業消彌知識差距造成的恐慌。但是那些醫療人員，甚至還是教授級人物，一句話就把這樣的病人手術排序拉到當天最後一檯，到底算什麼？

手術排序被拉到當天最後，對多數病人來說，最痛苦的是空腹時間必須拉得極長。全身麻醉手術為了避免病人在術後還未清醒時嘔吐，把嘔吐物吸入氣管導致感染，都要求前一天晚上入睡開始，到手術前要禁食禁水。當手術從第一檯被拉到最後一檯，表示病人一早醒來一直到下午連水都不能喝，非常折磨。

我知道當這個HIV孕婦聽到自己因為身為「高度感染病人」，必須延到當天最後一檯手術，不會像其他病人那樣生我的氣，她會像其他感染者一樣，卑微地認為，有人願意診治她就已經很感謝了，默默吞下那些歧視和不公平對待。可是這是不公平的，是不對的。

再說，婦兒科醫療團隊全部都準備好，等著給產婦和新生兒最完整的醫療照護，現在因為莫名的「感染風險」，全部得等不確定時間的刀時，甚至可能得交班給下一班醫護人員。小夜班護理師人力較少，新生兒科、麻醉科主治醫師和住院醫師也都從正常人力更換成值班人力，為什麼一個可以好好準備因應的個案，要被壓縮到人力反而比較不足的時段？這樣對病人和醫護人員，都不是好事。

B是副院長，在醫療體系裡是不容爭辯的大老。他做出這種裁示，難道不知道任何病人都應當成潛在血液傳染者來做防護嗎？但我又實在沒有勇氣去指著他說「你根本是歧視患者！」對不起。我懦弱了。況且感染控制規定要把「傳染性病患」的手術另作安排，真要辯解是標準流程，是說得通的。

我把氣出在手術室，他們在電話那頭聽我大吼大叫了一頓。兩小時後，電話響。

「林醫師，第七房外科開完後，我請他們把房間空出來接你的病人。」手術室控刀護理師的聲音。

規模比較大的醫院，為了專業器械和消毒準備等需求，各專科有預定的手術室，也就是說，骨科、婦產科、眼科等等，分別有例行安排的固定手術室。有時某科的刀提早結束，就會把手術室空出來給別科使用。

「你們不是說，她是高危險感染，放到最後一檯刀嗎？」我賭氣回應。這是我很大的缺點，脾氣拗。

「唉呀，不要這樣，我們已經跟病房說先把預防性點滴打上囉。」控台說完就掛上電話。

她每天應付各種怪脾氣主治醫師，已經磨得很知道怎麼讓我們耐住脾氣，好好工作了。

換好手術衣，我在外科手術室裡等病人推進來。手術室還是安排了對婦產科剖腹產手術嫻熟的資深護理師團隊來上刀，跟刀的婦產科住院醫師學弟也來了，實習醫師學弟也進來了。

「好，刷手[27]。」我起身，跟學弟一起到手術室外。

身邊的學弟都沒說什麼話，多少有點緊張吧，畢竟這是本科第一例HIV帶原孕婦剖腹產。我不知道他們是怎麼想的，是興奮碰到了少見個案，還是覺得倒霉怎麼輪我上刀呢？我沒特別問，也不想特別聊，照顧各種特殊病人是我們的責任，沒什麼好有差別心的。

今天的手術檯鋪單，用過之後不再洗滌消毒，而是全數丟棄，這些淡藍色拋棄式手術巾，跟日常的綠色布巾不同，我可不能被這些更動的小細節干擾。

一如往常穿上無菌衣、戴上手套。唯一跟平常不同的，只有多戴了一層手套。如果戴多於兩層，反而手又會鈍，不會比較安全。最安全的做法，就是依照標準作業程序，平常心。

「好，time out！」我和助手學弟們、刷手護理師站定位，依標準程序發號司令。

「12-2床○○○，懷孕三十八週，HIV帶原，執行剖腹分娩手術。」學弟做術前確認。

「好，請麻。」我跟麻醉科H主任點頭。

H主任一如往常，用很溫柔的聲音跟孕婦說，「你不要怕喔，我要幫你麻醉，讓你睡覺囉。」

為了避免少量麻醉劑進入產婦血液循環之後影響胎兒，通常會以脊椎打藥，進行半身麻醉，但這次為了避免額外針扎風險，我們決定使用全身麻醉。其實，除非骨盆沾黏嚴重或者特別原因，剖腹分娩手術從皮膚劃刀到胎兒娩出，只需大約兩分鐘左右。

「好，請下刀。」H主任一邊給已經麻醉的產婦做呼吸道保護[28]，一邊跟我說。我也算是H主任「看著長大」的，今天他的表情特別嚴肅。

「好，下刀。」我伸出右手。麻醉護理師遞上手術刀，與平常一樣，剖腹產手術開始。消毒後的下腹部，在一層又一層的拋棄式無菌單巾覆蓋之下，只露出大約一十乘二十公分見方的範圍，鋒利的手術刀劃下，皮膚很快打開，露出皮下脂肪。跟平常的剖腹產一樣，有些部分用手術刀，有些部分使用組織剪，有些部分，則是用手指剝開組織。住院醫師學弟算熟練，實習醫師學弟也一個口令一個動作，沒有多餘干擾。很快，子宮

27 外科醫師為減少手術感染的手術前必須程序。用毛刷沾消毒液，從雙手手指尖端一直到手肘都仔細刷洗，才能穿上手術無菌衣。

28 避免麻醉後舌頭擋住呼吸道。

壁劃開，羊水「嘩」一聲流瀉，實習學弟迅速用抽吸管抽吸，我的食指伸進子宮，拉開子宮肌肉，住院醫師學弟幫忙從子宮底給予腹壓，胎頭緩緩從子宮下段切開處娩出來。然後，將胎頭往一側推，娩出右肩，再反方向，娩出左肩，輕輕一帶，胎兒順利娩出。

學弟用組織夾夾住臍帶，剪刀斷臍，我一手托著新生兒頭肩，一手夾住新生兒雙足，把發出降臨這世界第一聲啼哭的嬰兒，交到嬰兒保溫處理檯給新生兒科的W醫師。

一如往常，我把手伸進子宮腔內剝離胎盤，然後，用組織夾夾住子宮壁傷口兩端。

「線來。」我朝刷手護理師伸出手，手心向上。

「線。」刷手護理師也一如往常，穩穩地，把持針器放入我手中。

這是身為外科系醫師，我一直覺得很帥的動作。手術時，醫師眼睛是不離開手術範圍的，不會有轉頭看刷手護理師的動作，而是眼睛盯著手術範圍，只伸出手，提出器械要求，然後刷手護理師會俐落地把器械放進醫師手中，而且，放進手中的器械已擺放成立刻可以縫、夾、剪的角度。然後，把用完的器械放在特定的放置區，再伸手「來」，下一個器械就會再穩穩當當地放在手中。同樣的，在每一個縫、剪等動作的空檔，助手醫師則協助把手術進行區域的血擦拭乾淨，讓手術視野清楚。外科手術的團隊像是一個交響樂團，互補、合作，非常和諧而流暢。

「林醫師，小朋友活力和呼吸都不錯，我們收上去打藥囉。」新生兒科W醫師在無菌區外，推著保溫箱，跟我說。

「感謝喔！」我抬起頭，跟新生兒科團隊和產房護理師道謝。

一層一層，子宮壁肌肉層縫好，子宮漿膜層縫好，確認沒有出血點，清除骨盆腔和腹腔內的殘餘血塊，縫好腹壁筋膜層，然後「繡花」——婦產科的剖腹產傷口是用細針細線，由皮下縫起來的。這個工作通常由住院醫師處理，但這次特殊個案，我就自己完成吧。

H主任從我開始縫皮膚時就慢慢停下麻醉藥品，縫完最後一針，打結，剪線。實習學弟和住院醫師學弟幫忙貼上美容膠布，蓋上紗布。病人麻醉藥也同時退了，開始甦醒和感覺疼痛而扭動身體。

「開好囉，不要動喔！」麻醉護理師在她耳邊提醒。

大家七手八腳，「一、二、三，推！」把她挪上推床，送出手術室，到手術恢復室觀察。除了手上是雙層手套，和撤除的那些無菌單是拋棄式之外，從下刀到完成，跟一般剖腹產孕婦，完全一樣。

「好！謝謝大家！」我跟平常一樣，跟團隊道謝。

隔天，我到病房查房，她住在一般健保三人病房裡。最裡邊靠窗那床是我前天剖腹產的產婦，隔一床是空床，靠門口的是她。看完靠窗那床，我走近她的病床，拉上隔簾。

「都還好嗎？」我問。

「還好。」她頭髮長了，原本的瀏海連同後面的頭髮，一起紮了一個低低的馬尾。「子宮收縮好痛。」她微微笑著抱怨。

「第二胎起，子宮收縮的疼痛感會比較明顯。需要的話，隨時跟護理師說，我們可以幫你打止痛藥。」我摸摸她的肚子，確認子宮收縮狀況良好。

「應該還可以。」她回答。

「等一下我會請護理師幫你拔除尿管，然後你可以開始吃點東西了。」剖腹產跟外科接腸子的手術不一樣，手術後很快就可以進食。

「好。」先生在她床邊，手在她肩上摩娑著。心疼她開刀，又開心有了他們的孩子。

「小朋友狀況不錯。不過你的狀況不適合餵母奶，如果家人問，就說是因為B型肝炎指數比較高好了。」醫院裡四處都是鼓勵餵母奶的海報，卻完全沒有顧及到無法哺餵母奶的產婦需求，造成了一種無形壓力及指責。

「好。」她點頭。

「記得下床走動，避免腸子沾黏喔！」離開病房前，我叮嚀。

「好。」她和先生笑著。

追蹤兩年後，她的孩子確定沒有ＨＩＶ感染。

在她的肚子裡浸泡著羊水，血液彼此交流的孩子，在母親妥善服藥和科學根據的專業處置下，跟一般孩子一樣健康。我們一般人，對一個只是跟自己短暫在同一個空間工作、生活、吃飯的感染個案，到底在害怕什麼？

住山上的她

「醫師，我要產檢。」孕婦穿了一件明顯是男裝的運動長褲，袖子超過手掌的寬大條紋毛料襯衫，裡面一件芥末黃長袖毛衣——不是本來就芥末黃，是洗舊了，許多一一滲入纖維無法洗淨的髒汙，讓那黃色看起來成為芥末黃。

「好的，孕婦手冊給我一下。」她的肚子看起來接近足月了，我想看看她之前的產檢記錄。

「在這裡。」她從皮包裡翻出手冊。黑色的皮包，看不出來是真皮或合成皮，有些地方已經龜裂，形狀都變了。

手冊是原本的厚度，意思是，不像很多足月孕婦的手冊裡夾著每次檢查時的超音波照片、檢驗報告、衛教資料，或是去參加「媽媽教室」的各種貼紙、戳記而變得肥厚。簡單說，手冊看起來是新的。

我翻開孕婦手冊，果然，完全新的，只有封面上寫了她的名字和給定的手冊編號。

「你的醫師怎麼都沒幫你記錄？」我問，「抽血報告呢？有沒有給你？」

依照孕婦手冊的產檢程序，至少會抽血兩次，包括基本血液檢查，梅毒、愛滋篩檢和B型肝炎篩檢，一般來說還會包括唐氏症檢查的抽血。

「唔，我只有產檢過一次。」她說。

「啊？」難道我錯估她的懷孕週數？怎麼可能接近足月了，只產檢過一次？

跟診護理師H也不由得出聲，「啊？」

「我們住山上啦。」她對我們的反應有一點受傷。

「住山上？」這是什麼理由？「住哪個山上？」

「我們住在梨山。」仔細端詳，可以看見她曬得黝黑的膚色之外，雙頰帶著長期風吹的粗糙，是冬天晚上洗臉時碰到水會刺痛的那種粗糙。

「所以你都沒去產檢？」我真是個很沒見識的都市醫師。

「有啦，有一次。」她伸手把垂到頰邊的頭髮梳攏上去。露出一雙經歷農作或粗活，植物的汁液、土壤、農機具的油汙，都已深深滲入龜裂縫隙裡的手。跟她的芥末黃毛衣一樣，布滿洗不掉的生活痕跡。

「剛懷孕沒多久的時候，我有去診所照超音波，檢查過一次。」她補充。

「你這是第幾次懷孕？有生過嗎？」應該不是第一胎，第一胎很少這麼從容不去產檢的。

「第三胎。我生過兩個。」她乖乖回答。

那就不太意外她看起來沉重且大的肚子，還有坐時歪斜一邊的姿勢。第一胎之後，因為腹直肌已在上次懷孕被撐開（對，撐開，剖腹產時就可以看見肌肉被膨大的子宮給撐開來），除非產後透過運動幫助復元，讓腹部和骨盆肌肉韌帶恢復，不然，肌肉和韌帶經過之前的懷孕已經撐鬆了，再次懷孕會發現肚子大得很快，也更沉重。她個子不高大，脊椎兩側的肌肉也不強壯，從坐姿就看得出來脊椎因為沉重的肚子造成歪斜駝背。但或許日常生活要彎腰照顧孩子和做事，也是原因之一。

「自然產？」我問。

「自然產。」她配合回答。

「都足月嗎？」

「嗯。」她低聲回答。

「所以你那次產檢有抽血嗎？」我趕快掌握一下她的進度。

「沒有。」她大概也覺得，這醫師終於開始進入門診程序，而不是忙著質疑她了。

「你和先生兩邊家族，有先天異常或流產好幾次的嗎？」我從確認家族史開始。

「沒有。」診間裡比較暖，她開始冒汗，輕輕用手揩了一下額頭。

「你……你三十六歲，算高齡欸。」我比對一下她的掛號基本資料。

「嗯。」沒有太大反應。也對，我們為何對高齡那麼大驚小怪呢？誰不是明天比今天老，明年比今年老？

「唉呀，那你有些檢查來不及做了啊。」我還是得先把話講在前面。醫療這行最怕醫療糾紛，如果不先跟病人把「最糟狀況」講明，到時候遇上一些異常或不順利就麻煩了。

「喔。」她沒太大反應。

「三十四歲以上算高齡孕婦，胎兒唐氏症機會比較高，有些媽媽會在十八週左右抽羊水檢查染色體；不到三十四歲或不想抽羊水的媽媽，會在二十週前抽血做機率篩檢。可是這些你都來不及做了啊。」

其實有些歐洲國家回來的孕婦跟我說，這些檢查在歐洲國家並不像臺灣是例行檢查，但那麼做的原因來自於「即使胎兒異常也是上帝恩典」的社會文化背景，以及一旦真的產出身心障礙孩子，他們通常視為「上天給父母的挑戰」，國家亦會給予非常完善的支持系統，讓身心障礙不成為人生障礙。反觀臺灣，對胎兒能否「完美」有很高的焦慮，如果醫師產前檢查沒發現兔唇、併指或缺腳指頭就要準備被病人告，更不要說唐氏症或嚴重的染色體異常了。對產科醫師來說，產檢多提供一些檢查項目、多做幾次超音波，是表示「我有認真檢查了」

的防禦性醫療，但其實這對胎兒健康根本沒好處。

她只是點點頭。不知道是覺得不重要，還是早就知道應做這些檢查但沒打算要做，或者根本沒有餘裕考慮這些，我不得而知。

孕婦手冊裡有非常多關於孕產婦必須知道的知識，不過，國民健康署找專家認真編撰的時候，可能並不知道將近一半的孕婦根本沒把那些資料看完，而有看的那一半孕婦，大概有四分之三，選擇接受網路上的資訊和家中親人、隔壁婆媽及辦公室同事的建議。

「先到超音波室去，我確認一下胎位和週數。」根據教科書，我該做的其實是拿皮尺量她的腹圍和子宮高度，然後用都卜勒聽診器聽一下胎兒心跳，這叫「理學檢查」；但在臺灣，沒有一個醫師有膽量只做理學檢查而連一次超音波都不做，「然後也需要請你到諮詢室量體重和血壓喔。」

「好。」她把皮包揣在懷裡，沉重的肚子與負擔很大的脊椎讓她無法俐落動作，她緩緩起身，隨護理師H到超音波室外等檢查去了。

我猜想Eva等一下就會拎著她的孕婦手冊和檢查資料，氣急敗壞地走來。

「欸你這個孕婦都沒產檢過啦！」果然。

「她說她住山上。」我看著Eva急急走進診間的樣子偷笑。我們都是直腸子急性子的人，對於輕忽的孕婦、不懂避孕的青少女，總有一些恨鐵不成鋼或擔憂焦躁的心情。

「這什麼理由啦？」Eva也是都市人。「大概三十六週啦，體重有兩千九百克了，是沒什麼問題啦。手腳啊嘴唇啊什麼的都看過了，沒問題。」她還是快速地把檢查結果講了一遍。

「謝啦。」我一向認為醫療是團隊合作，有好的隊友，工作起來出錯機率就會少一些。

孕婦回到診間坐下，我說明檢查結果，幸好血壓和尿液檢查都正常。她靜靜點點頭。

「今天我們趕一下進度，基本血液檢查、愛滋梅毒血清篩檢、B型肝炎帶原都一次做完。寶寶出生前必須要有這些報告才行。」其中幾個篩檢報告大約一到兩週才出來，這樣週數也差不多快要分娩了，我在心裡盤算時間，「然後，我還要幫你採樣子宮頸那邊的乙型鏈球菌，如果菌叢量大，待產時得給你預防性抗生素。」我一股腦兒交代完。

「好。」她好像也沒打算要求我一樣一樣詳細解釋。

「你今天檢查完就回梨山嗎？」我想到她的交通問題。

「沒有，我住親戚家。」她把剛剛Eva印出的幾張胎兒超音波影像收攏起來，夾進那本只有這次記錄的孕婦手冊塑膠封套裡。

「那我幫你預約看報告和下次產檢，可以嗎？」我得確定她的計畫。

「好。我就是下山來產檢，然後住到生完回去。」她說，「我住在山的很裡面啦，來回很遠欸。」

例行產檢，國民健康署給付十次，二十八週之前一個月一次，二十八週後到分娩前，兩週一次。她住的地方沒有診所、沒有助產士與大眾運輸系統，開車走山路單程一趟超過兩小時。我們怎能認為每個人都有餘裕，每兩週花來回五小時以上去產檢呢？

我想起曾經有位同事講過她如何搭船來回好幾個小島，花了總共一週的時間，千辛萬苦湊齊各種蔬菜水果，只為了給某個島國的離島孕婦做衛教，「懷孕期間你們要攝取這些食物，才是均衡營養喔。」我聽了心想，醫師，你自己都要來回好幾個島才湊得齊這些東西，離島上的孕婦怎麼有辦法做到這樣的「日常飲食」？我們總以為，每個人都可以過著跟我們一樣的「正常」日子，選擇「正常」的人生。

兩週後，她來做第二次產檢。檢驗結果都正常，我和門診護理師都替她和腹中胎兒鬆一口氣。

再一週後，她半夜破水，三小時後，娩下一個健壯的女孩。經產婦了，適當保護之下，會陰部沒怎麼裂傷，子宮也收縮得不錯，哺餵母乳十分順手。依健保給付標準，住院第三天出院。

她果然再也沒有回來複診。

心病

有些病人病況複雜，檢查多，程序繁複，診斷出來之後，還要花上不少時間向她們說明疾病成因，提供治療選項；但在醫學中心工作，最大的成就感也來自這些複雜的疾病，能在確診之後治癒病人，不管過程中波折不斷、壓力極大，都覺得值得。但也有些時候，病情看似很單純，卻總是留下滿滿無力感。

「啊林醫師，那個病人來掛你的號了。」開診前跟診的護理師N看了一下待診名單，帶著奇怪的語氣跟我說。

我向來有很多特殊個案，她們的長相、名字或病灶總讓人印象深刻，一起照顧過這些個案的同事常常過了很久之後，偶爾聊起這些個案，還對診療過程的驚險或一番折騰特別有感，有時嘆老天保佑，有時嘆來得太晚而留下遺憾。

「誰？」奇怪，我最近好像沒有特別需要關注的病人。

「這個啦。」護理師N拿原子筆敲敲電腦螢幕，指著某個名字。咦，很陌生。

「我的病人嗎？」我沒印象。

「不是。她昨天去看隔壁診L主任。」護理師N說，「她超怪的啊。」

「是喔，哪裡怪？」我邊回答，邊整理衛教單張準備看診。

「你知道她來是要看什麼嗎？」護理師N說。

「不知道。」我怎麼可能光看名字就知道。

「她說她的陰道會分泌精液。」護理師N看著我，嘆了一口氣。

「呃……」我的天。

不同醫院的掛號軟體設計不同，我們醫院的作法是單號為預約號，雙號為現場號，也就是單號病人是前次看診時預約，或是病人透過網路或電話掛號；雙號則是當天開診後，病人親自到醫院櫃檯掛號。單號預約的頭幾號，通常是規律追蹤或慢性治療的病人；雙號的頭幾號，則是當天早早就到醫院準備看病的人，一種是很熟知這套系統的老病人，另一種就是病況很特別，早早就來候診的那種病人──譬如這個「陰道分泌精液」的，就是今天的二號。

叫號燈一響，二號病人立刻進來。

「醫師你好。」一頭長髮，長長直直地披散在臉頰雙側，有點黏膩感，不是洗髮精廣告那種動人長髮，比較像小丸子卡通裡略帶陰森的野口。

「好的，你有什麼不舒服？」我當作沒有護理師提供的資訊，進行例行詢問。

「我的陰道會流精液出來。」她非常正經地，說出她的主訴，神情和語氣跟「我月經沒來」或「我肚子痛」一樣。

「是性生活之後嗎？」我試圖正常地問她。

「不是，沒有。」她搖搖頭，「它自己會流精液出來。」她更正。

「不可能。」我直接打斷。

「真的，我那邊會分泌精液出來。」她再重複。

紫色棉質T恤，米色棉質長褲，她看起來是一個很普通的二十八歲女生。略瘦，手指甲乾乾淨淨，指尖略略乾燥脫皮。

「你為什麼覺得那是精液？」我挑戰她，「女生陰道有透明的分泌物，是正常的喔。」

「不一樣，我的是精液啊。」她堅持。

護理師N在她的座位上，背對病人，完全沒有要「拯救」我的意思。

「昨天L醫師怎麼跟你說呢？」我點開她昨天就診的電子病歷記錄，但L主任只在病歷上記錄「主訴，陰道分泌物」。欸欸，怎麼這樣啊，老師你這樣也太混了。

「他說不可能。」她回答。

「是啊，不可能。」我回，「你要我內診檢查一下嗎？」

「好。」她答應。

「你有性經驗嗎？」

「有一次，很多很多年之前。」她突然多說了一些，「那次我其實沒有很想要，我沒有主動。只有那一次而已，我其實沒有很想要。」

「是被強迫的嗎？」我問。該不會是性侵害被害者的創傷問題吧。

「不是。」她眼神看著空中，「可是那次我其實沒有很想要，就，一次而已。那樣算有性經驗嗎？」與其說是問我，她更像在自言自語。

「算。」我回答，「我們檢查看看吧。」

護理師N帶她進檢查室，她依照指示，脫下長褲，張開腿，躺上內診檯。

「我檢查一下喔。」我拉起與她之間的檢查遮簾，挑一個尺寸較小的鴨嘴[29]，「會有點冰冰的，你忍耐一下喔。」

她稍微顫了一下，內診總是有點讓人不舒服。

很正常的陰道和子宮頸外觀，分泌物也只是少量。

「沒什麼異常欸。」我說。

「那是精液。」她堅持。

「檢查好囉，你先把衣服穿起來。」我起身回到診間等她。

其實，真的要「證明」給她看，也不是沒有辦法，我可以採一些陰道分泌物，放在玻片上，在顯微鏡下就可以看見「一隻精蟲都沒有」。可是，她這樣毫無理由地堅持自己的陰道分泌物是精液，就算把檢查結果給她看，她也不會接受吧。況且，我要怎麼申報健保給付「二十八歲女性精蟲檢查」？再說，在病歷上記錄我幫女性檢查精蟲，每一個看病歷的人都會覺得腦袋有問題的是我啊。

「你不可能分泌精液，內診檢查起來，你的陰道分泌物是正常的。」我只能迅速結案。

「我真的有。」她堅持。

「不可能，女生的陰道不可能分泌精液。」我只好拿出我最討厭的醫師權威，做了結論。

她必然有什麼無法面對的事情，或者難以解釋的錯誤幻想，可是我無能為力，甚至連想建議她尋求身心科協助，都不知道該怎麼告訴她，因為她是那麼深信著，深信到我要說她生病的是腦子，都說不出口。

---

29 陰道窺鏡的俗稱，多為金屬製，可以擴張陰道，檢查陰道內部及子宮頸。

「你好，哪裡不舒服？」我點開電子病歷，是個初診。

「醫師，我那裡有臭味。」她傾身向前，壓低聲音，帶著焦慮的語氣，急促地說。

她穿著老式的類絲質襯衫，不是太明亮的米色，細細碎碎的花紋看不太出來是什麼圖案，扣子扣到最上端，領口綁了一個小小的蝴蝶結。下半身是ＯＬ常見的素色窄裙，肉色絲襪，低跟鞋。雙腿併攏，黑色直髮乾淨地束在腦後。

「這樣多久了呢？」我問，手放在鍵盤上，打算邊聽邊打。

「很久了。」她回答。

「呃，是好幾天還是好幾週呢？」我再問，「每個人對『很久』的感受都不一樣喔。」我對她笑笑。

「好幾年了。」她回答。

「好幾年？」這有點不合理，「是反反覆覆嗎？」

「不是，一直很臭。」她很肯定地說。

有性經驗，沒有生育史。我繼續打字。其實這時候只要內診就能確認診斷，但是依照醫療評鑑規定，我必須填完初診病歷的所有欄位資料。婦產科的病人通常年齡不大，有慢性病的機率不高，有長期用藥、多種治療或手術史的也不多，甚至多數沒有任何特別病史和主訴，像許多只是陰道癢的，卻要跟八十歲糖尿病、高血壓服藥三十年、中風兩次、開過腸沾黏手術，還換過髖關節的內科病人，用一樣的電子病歷記載標準，實在很沒道理。

跟診的護理師M協助她褪去下半身衣物，躺上內診檯。

「好，我檢查看看喔。」我戴上手套，坐在檢查椅上，面對她胯下。她沒作聲。我輕輕置入鴨嘴，檢查陰道分泌物和子宮頸。

「分泌物很正常啊。」我告訴她檢查發現，「你今年做過抹片檢查嗎？」

「沒有。」她回答。

「那我順便幫你採樣好嗎？」我停住手邊的檢查動作，從檢查檯的隔簾上方看著她，當面問。

「好。」她很快回答，「沒有臭味嗎？」她再問。

「沒有。」護理師M遞給我抹片刷，我在她的子宮頸口進行子宮頸癌篩檢採樣。

「怎麼會沒有臭味？有啊。」她堅持。

「沒有什麼臭味欸，你的陰道分泌物也正常，子宮頸看起來也正常。」我移出鴨嘴，檢查完成，「生育年齡的女生，有透明分泌物是正常的喔。尤其經期到經期之間有幾天，會有透明水水的分泌物，是排卵的關係。」

「你可以穿起來囉。小心不要跌倒。」護理師M幫忙把內診檯調低，讓她起身。

「真的啦，有個臭味很明顯。」她在內診間一邊穿上衣物，一邊說。

「到這邊我繼續跟你說喔。」我回到診間，開始在電子病歷上鍵入檢查記錄，同時開立子宮頸抹片檢查單。

她匆匆拉好窄裙，褲襪沒穿，揉成一團在手上，坐回診療椅。

「醫師，我那邊臭味真的很明顯。」她很堅持。

「我們女生的會陰部有時候分泌物稍微比較多，加上臺灣炎熱潮濕，女生又常常喜歡穿緊身褲或長期使用護墊，造成濕濕熱熱的環境。而皮膚上的細菌會因為汗水與分泌物滋長，但那是皮膚上的味道。」我慢慢解釋，「你有時候可能覺得自己的會陰部有味道，但是多半只有自己聞得到，那其實沒什麼問題的。」

臺灣女生真的下半身穿得太不透風了，有些穿塑身內搭褲，有些使用護墊，有時還要穿上褲襪，一層又一層，建立了會陰部又濕又熱的環境。大家總以為陰道炎是衛生習慣的問題，其實，我到過印度和尼泊爾偏遠山區工作，當地女人即使很久才有機會洗一次澡，也幾乎少見陰道炎，她們下半身通常只圍一塊布，頂多加一件寬鬆的內褲，又因為夜間沒有照明，早睡早起少熬夜，陰道菌叢反而維持在良好狀態。

「不是，我覺得味道很明顯，真的很臭。」她堅持。眉間揪著，很困擾的樣子。

「我在婦產科工作十幾年，真的沒有被幾個病人陰道臭到過啦。」我換個說法。真的，陰道發炎到醫師內診聞得到的，幾乎沒有。

「真的有。」她堅持。

「小姐，真的沒有啦，我也沒有聞到任何臭味。」護理師M幫腔。

「真的有，我旁邊的人都被我臭到。」她非常堅持。

「有人跟你說可以聞到你陰道味道？」這也太誇張。

「沒有。」她眉頭蹙得更緊。

「那就對啦，連我直接在你胯下檢查都沒有聞到了，你旁邊的人怎麼可能聞得到。」我說。

「他們一定有聞到，只是不好意思跟我說。」她非常堅持，快要哭出來。

「不可能啦，真的。」我覺得有點不太對勁。

「醫師，」她突然身體靠向我，低聲說，「以前我有一次出門在外面，去上廁所，可是沒有衛生紙了，」她帶著非常難以啟齒的表情，「後來，我就從垃圾桶裡撿了一張衛生紙來擦。」

我和護理師M靜靜聽著她說。

「是不是因為那樣，所以後來我的陰道才會那麼臭？」她彷彿被那個情境與事件，深深困在恐懼與後悔的情緒裡，「是不是用到別人用過的衛生紙，我那邊受到影響？」

「不會，女生的會陰部有一定的抵抗力。而且就算你拿來擦的那張衛生紙不乾淨，也不可能造成好幾年後陰道一直有問題。」我這才發現她其實不是生理上的病。

「真的啦，醫師，我那邊真的臭味很明顯。」她還是非常堅持。

「如果你一直聞到臭味，但是其他人都沒有聞到，我安排你到耳鼻喉科檢查看看好不好？說不定是鼻腔裡面的問題喔。」我只能這樣建議。

「不是，是我陰道傳出來的。」她還是很堅持。

如果我順著她的感覺，開給她塞劑，可能讓她以為就此治癒了嗎？但那不是欺騙病人嗎？

最後，我只能狠心否定她所以為的陰道發臭，然後建議她去看耳鼻喉科。

點開病歷，八十三歲病人，我的門診很少有這麼年長的婦女。陪她來的中年婦女，不知是媳婦或是女兒。

「婆婆有什麼不舒服？」我輕聲問。

「她要來把結紮解開。」中年婦女說。

「啊？」我和跟診的護理師傻眼。

「她想要來開刀，把之前的結紮解開。」要求非常明確。

「這個年齡，子宮已經萎縮到只有兩根手指頭大，卵巢大概只有一顆豌豆大欸。」我試著說明，「是覺得哪裡不舒服嗎？」

「她有很多不舒服。」中年婦女說。

老婆婆瘦瘦小小，駝著背。已經很久沒看過梳著包頭的女人了，灰白的頭髮，稀疏且細細的，在後腦圈了一個小小的髻。深棗紅色對襟衫，繡線盤繞的扣子扣到領口，微微露出裡面白色的襯衣。這裝束讓我想起我那裹過小腳的阿祖。

「婆婆，你肚子痛嗎？」我問老婆婆。

「唉，我全身不舒服啦。」老婆婆抬眼看我，一副「你這個小女生不懂啦」的表情。

「怎麼全身不舒服？痠痛？」我耐著性子，想問清楚到底是哪裡的問題，「下身有出血嗎？」

「唉，毛病很多啦。」老婆婆搖搖頭，「身體都不會好。」

「有在吃什麼藥物嗎？」我換另一個問法。

「吃很多藥，就是全身不舒服，都不會好。」中年婦女也不打算說明老婆婆病史。

「全身都不舒服」是一種無從診療起的主訴，通常，是根本沒病。

「她身體一直都不舒服，她的中醫幫她把脈，說輸卵管塞住了，是以前結紮造成的，要我們找醫師把那個結紮拆掉。」中年婦女終於把就診原因說清楚。

「啊？」這什麼要求啊。「結紮只是把輸卵管綁起來，唯一影響是讓卵無法通過，就無法受精。結紮不會影響荷爾蒙的。」就像男人不願意結紮，怕「影響男性雄風」一樣，關於女性結紮之後會「腰痠」、「老得快」的錯誤謠言也非常多。事實上不論男女，結紮手術都只是截斷輸卵管或輸精管，而卵巢或睪丸的荷爾蒙分泌是透過旁邊的微血管，運輸到身體循環，跟輸卵管或輸精管是否「有通」完全無關。

「而且婆婆這個年齡，輸卵管早就萎縮到不見了，不用結紮也沒有通了啊。」我連番解釋。

「中醫說，她的毛病都是因為以前輸卵管綁起來，氣血沒通，才會引起的。」中年婦女再強調一次。

婆婆聽她說完，嘆了一口氣，「唉呀，我全身都不舒服啊。」

我真的傻眼，那個中醫師八成根本沒真正看過輸卵管，怎麼能這樣亂講。

「醫師，你就幫她把結紮拆掉嘛。」中年婦女直接要求。

我一直認為不同專業可以彼此尊重與合作，但是像這樣，「我的中醫叫你幫我抽這幾種血（液指數）」、「我的中醫說我有長東西，要照超音波」、「我的中醫說我缺荷爾蒙，要我來找你開藥」，最誇張的，還碰過不只一次這種「我的中醫把脈說我懷的是女生，跟你照得不一樣」，我氣得指著超音波檢查螢幕說，「你的中醫堅持你懷的是女兒？那這支雞雞是哪來的？」

我可以理解，年紀大的老人家，真的有「全身都不舒服」的感覺。生理機能退化、衰弱、老化、骨質疏鬆，再加上鮮少運動導致的肌肉流失，讓老人家不只力不從心，更覺得自己身體沒一處是好的。但是要改善這現象，必須從調整營養、促進運動等方式來慢慢努力，怎麼會是找輸卵管來當解答？也許對家屬和病人來說，調整營養、促進運動、改變觀念，都太慢、太麻煩，這時候剛好有個醫師獨排眾議告訴你「只要照著做一件事就可以解決所有問題」，多好。

「婆婆的輸卵管現在早就萎縮到跟一條縫衣線沒兩樣了，而且所謂結紮，不是一條橡皮筋綁起來，想鬆開就鬆開，而是剪斷輸卵管之後兩端用絲線綁起來。就算我現在把她肚子打開，也找不到什麼線頭剪開，更不可能幫她把萎縮到幾乎看不見的輸卵管接回來啊。」我可以想像肚子打開是什麼樣子，但無法讓病人和家屬理解，實在滿無奈的。

「醫師你就幫她把結紮拆掉嘛。」中年女人再次要求。

過去有個實驗給病人上了麻藥，在肚皮上劃個傷口，什麼都沒做，再縫起來，但病人卻「覺得」有被治療，進而改善病人所以為的「疾病」，這是所謂的安慰劑效果。就像給男性受試者吃「威而鋼外表的澱粉錠」，有許多受試者表示「真的有效欸」一樣。

如果給這個婆婆打一針，睡一覺，肚皮上劃一公分小傷口，縫兩針，她很有可能就覺得「輸卵管通了，氣血都通暢」、「身體都好了」，但現在社會不可能接受這樣的「假手術」安慰劑。

「如果我幫八十歲的阿桑開輸卵管的刀，這種事情傳出去，全臺灣的醫師不只笑死我，也會罵死我啦。沒有人這樣做的。」我很直接地拒絕。

中年女人和婆婆帶著「為什麼你拒絕治好我」的表情，默默離開診間。

因為有人建議了她們一個不可能達成的「治療」，讓她們未來永遠都不會有感覺身體健康的那一天了。

我不是這幾個女人求診的第一個醫師，也不會是拒絕她們要求的最後一個醫師。只是我一直想著，除了拒絕她們，我還能怎麼做？該說些什麼讓她們相信自己的身體，不是她們所想的那樣？

心病需要心藥醫，但要先能夠承認，自己得的是心病。

胖女生

「醫師你好。」她隨著叫號鈴聲走進診間，非常高大的身形。大約一百六十多公分的身高，不過，也有大約一百公斤上下的體重。

她穿著淡粉紅色的連帽上衣，長版牛仔裙，坐著時豐滿的胸腹形成兩個圓潤的弧線。略顯硬質的牛仔布，讓她的下半身形成一個寬寬的圓筒。她皮膚白皙，額角有幾顆青春痘，顯得特別泛紅。粉紅上衣讓她看起來像一塊甜甜的蛋糕。

我點開她的門診記錄，嗯，上次就診是一年前。

「你這次來是什麼問題？月經不正常嗎？」我直接問。

體重超過標準的女生常患一種疾病稱「多囊性卵巢症候群」，因為她們的體脂肪高，女性荷爾蒙分泌異常，使得卵巢分泌荷爾蒙和排卵功能受到影響。常有的表現就是月經總是好幾個月不來，或者即使有月經也是「無排卵月經」，月經量極少且斷斷續續。有些病人會合併嚴重的青春痘、毛髮旺盛，甚至唇上有些小鬍鬚。最後，因為排卵功能不佳，當然也很難懷孕。

大概十個這樣體型的女生，當我一問「是不是月經沒來？」就有八個會露出「你怎麼那麼厲害」的表情說，「醫師你怎麼知道？」——你看起來就是這種症候群的標準外觀啊。

「我從上次看診到現在，月經都沒停過。」她說。

「上次看診到現在？」我不由得提高聲量。

「嗯。」她點點頭。她上次看診是R醫師的門診，十三個月前。而那次的門診記錄顯示，她當時已經異常出血兩個多月了。

「你上次看完診到現在，一直在出血？」其實她說得很清楚，但我實在很難接受。

「嗯。」她大概發現這個醫師的聲量提高了，稍稍縮了一下身子。

「是少少的血還是像月經那樣多？」我覺得事態不對。

「多數時間少少的，有時候稍微多。」她開始有點緊張，手指頭摳著布包邊緣。

「多的時候有像月經那樣嗎？」我想確認她是否有正常的內膜剝落。正常月經其實就是黃體素下降之後，原先增厚預備讓受精卵著床的子宮內膜，發生剝落的現象。

「沒有。」她搖搖頭。

「用到護墊的量而已？」病人有時候對於經血量多或少，與醫師的判斷不見得相同，所以我常用「多久沾溼整片一般衛生棉」或是「只有護墊沾不滿的量」，來跟病人確認出血情形。

「嗯。」她點頭。肉肉的手掌抓緊了她的布包。

「你上次給R醫師看過之後，都沒有再找其他醫師？」怎麼會這樣不斷出血超過一年都沒就醫呢？對女生來說，每天不時出血要墊護墊，應該是很不舒服的啊。

「我有去看中醫。」她露出「我沒有放著不管」的表情。不想接受西醫的處置或建議，轉而尋求中醫，是很常見的就醫習慣。

「你給中醫治療多久了？」我不太意外，婦科病人輾轉在中西醫之間，甚至自己或家人抓草藥燉補的，很多。

「一年。」她就這樣輕描淡寫地說了一個我和跟診護理師幾乎瞳孔放大的數字，「R醫師看過之後，我就去吃中藥了。」

「你就這樣吃了一年中藥，然後都沒好，一直在出血？」像她這樣的病人其實不少，她們覺得中醫是「調體質」、「比較溫和所以治療比較慢」，動輒吃藥三個月、半年的，服藥順從性比對西藥接受度高得多。但也因為這樣的想法，有些病人，即使一直沒有明顯療效，也不會跟中醫師討論到底怎麼回事，更沒有尋求第二意見，因此延宕了病情。

「你知道你是子宮內膜病變的高危險群嗎？」我聽到她就這樣出血了將近一年半，持續吃著中藥竟然一年沒改善才來就診，荒謬到讓人生氣。「你吃藥那麼久症狀都沒好，不覺得應該再檢查看看嗎？」與其說是怪她，我更氣她的中醫師怎麼就這樣讓她持續著毫無改善的治療，而沒給她別的建議。

這樣的病人有兩種可能，一是因為持續沒有排卵，也沒有正常分泌動情激素與黃體素，內膜持續沒有增長，出血是因為荷爾蒙的內膜薄，這種情況比較好解決。另一種情況，是內膜一直受到皮下脂肪分泌的動情激素刺激，持續增生，卻沒有發生週期性的剝落，只有因為血管末端供應不足，偶爾剝落一些些，就是病人所謂的「斷斷續續一點點的出血」，這種情況下，本來應該剝落的內膜一直受到荷爾蒙刺激，是可能發生病變的。這種病變，好一點稱為「單純增生」，惡性機率小於百分之一，但也有可能出現「複雜增生」，惡性機率就較高了。

我看了一下十三個月前R醫師的記錄：內膜增生，厚度一．六公分；建議子宮內膜刮除檢查。

糟糕，一年多前，她就是增生[30]的狀態了。

「你看過R醫師之後，都沒有正常月經來過嗎？」我再問。

30　隨月經週期，內膜有不同厚度變化。月經過後約〇．四公分，排卵期約〇．七公分，接近月經來潮前約一．三公分。

「沒有。」她搖頭。

這搖頭讓我更擔憂了。這表示她的內膜一直沒有「更新」，一直長在那裡。

「來，先排超音波檢查。」我開了檢查單給她。

沒多久，Eva僵著一張臉拿著檢查報告來了。每有特殊情況，Eva總會親自拿報告來跟我討論。

「你那個病人啦！吃中藥吃一年！吃一年都沒好才來檢查！」Eva氣噗噗的，她總是為了病人傻氣延宕病情而生氣，「你看！內膜二．七公分啦！這麼厚！會惡性啦！」

「果然啊，唉。」我對她苦笑。有些時候，病人已經走到某個階段，我們能做的只是幫病人收尾，無法讓她「早知道」。

「她之前看過R醫師。那時候有叫她刮一刮[31]，但她不要，就跑了。」Eva不只是做檢查，她總會多問一些細節，因為病人的病史和就醫記錄對影像診斷是有幫助的。

「我覺得惡性機率不低欸。」我看著她比一般正常情況增厚得多的子宮內膜，影像回音比一般內膜稍微高一些，轉惡性的可能性越來越高了。

「唉，她才二十八歲欸。」Eva向我和跟診護理師搖搖頭，轉身出了診間。

病人隨著Eva的指示進來。大概Eva做檢查時的反應讓她知道事情不太對勁，她比檢查前多了一些憂慮的表情。

「你內膜增生得很厚，很不正常。」我點開超音波影像給她看，比劃著子宮內部，「你一年多前給R醫師看的時候就已經增生，她建議你刮除，對嗎？」

她點點頭。

「現在你的內膜比那時候還要厚，表示這一年多以來，這些內膜繼續增長，沒有剝落也沒有萎縮。」如果是良性增生，給予適當的黃體素，是有機會稍微抑制住的。

她沒說話。

「幸運的話，是簡單增生，那我們就可以安排之前R醫師建議你的搔刮手術，或者用黃體素來做調整。」我很嚴肅地看著她，慢慢解釋，「但是你放了這麼久，非常可能有惡性化的傾向，那樣就叫複雜增生，有可能變子宮內膜癌。」看樣子一年間沒有人提醒過她這個可能。

她直盯盯地看著我，一聲不吭，連呼吸都憋著了的模樣。

「子宮內膜癌的好發年紀通常是停經後，但依你的體重，即使你年紀還輕，也是糖尿病和

31 子宮內膜搔刮術。

子宮內膜癌高危險群。」我得讓她知道事情的嚴重性，她逃避太久了。

「我先幫你做子宮內膜切片，今天門診就可以做，不太會痛，一週後可以看報告。好嗎？」我不想再讓她等手術室排程了，早點檢查，早點確認。

「好。」她小聲回答。

跟診護理師帶她到內診室，我幫她做了子宮內膜切片和子宮頸抹片檢查。細細的切片管經過子宮頸放進子宮腔，簡單一拉，就採樣到一整管粉紅色的子宮內膜。切片器簡直像吸管插進布丁般輕易，表示檢體量甚大。

我沒給藥，約她一週後回診看切片報告，再決定治療方式。

一週後，病理報告顯示：子宮內膜癌。十五個月的持續出血，十三個月的逃避診斷。她最終還是得面對。

我先跟她解釋了子宮內膜癌的標準治療是全子宮切除，但因為她才二十八歲，未婚，未曾生育，所以可以先採取子宮內膜搔刮手術，盡量把所有異常增生的內膜全部刮掉，然後再給予藥抑制。

她聽了竟然十分鎮定。

「跟家人還有男朋友討論一下，好嗎？」我完成了病歷資料輸入，按下結案鍵。

「好。」她好像反而篤定了似的。

「想保留生育能力的話，就暫時不做全子宮切除。只是追蹤要勤一些，因為要擔心有淋巴轉移的風險。」我再叮嚀她。

「好。」她肉肉的手，把一疊手術說明書塞進她的花布包裡。

「不可以再逃避了，知道嗎？」我再囉唆了一句。

「好。」她站起身，「謝謝醫師。」

兩週後她回來，決定依照標準治療，做全子宮切除手術，並且考慮可能的化學治療。我把她轉介給癌症專科醫師，讓她可以被好好照顧，只是每次想起她，總想嘆口氣。

一塊肉

「醫師，我有東西從陰道掉出來。」病人低著頭進入診間，坐下來，低聲地說。及肩的直長髮，因為她低著頭，稍稍蓋住了我和她之間的直接視線，彷彿是她作為保護自己的屏障。

四十歲的女人，淡米色碎花對襟襯衫，顯出單純氣質的小圓領，深藍色合身窄裙，箍出她漂亮的身形。她看起來比實際年齡年輕了些。

「有東西掉出來？」她看起來不胖，可能是生育經驗讓她發生陰道脫垂吧。

早期女人懷孕分娩次數較多，又經常需要揹孩子、拿重物等，十多年前六十歲以上的門診病人，陰道甚至子宮嚴重脫垂的個案不少。懷孕過程對骨盆底肌肉的壓力，以及分娩過程造成骨盆底肌肉和韌帶的傷害，是最常見陰道脫垂的原因。而生育次數多、胎兒體重較重、多胞胎等因素，則造成陰道或子宮脫垂的高風險。因肥胖或慢性咳嗽造成長期腹部壓力，也會增加陰道脫垂的可能性。

「對啊，我嚇了一跳。」她有點害羞地說。

「很多人都是這樣。你是摸到東西，還是覺得重重的？」雖然等一下還是要內診才能確診，但先問診一下是習慣。

陰道或子宮脫垂的病人常主訴「覺得下半身重重的」，或者洗澡時摸到「以前沒摸過的東西跑出來」。我第一個陰道子宮脫垂的患者是實習時身心科的住院病人，她的敘述是：「醫師，我那邊有乒乓（臺語）掉出來。」她如廁時子宮滑出陰道口，然後「我用手把它推回去，就可以尿得出來了。」非常精準的敘述。

「不是。」她有點不知如何啟齒，「我掉出一塊肉。」

啊？

「掉出一塊肉？」我和護理師M異口同聲。

「嗯……」她更不知如何啟齒，「我……我有帶來。」

我和護理師M睜大眼睛，看著她轉身從放在背後的咖啡色皮質大肩背包裡，拿出一個紙袋。

「陰道掉出一塊肉」這是什麼形容啊？難道是自然流產，掉出胎盤組織，而她不知道嗎？

她小心翼翼地從紙袋裡，再拿出一個常見包食品用的保鮮袋，裡面包著……真的是包著「一塊肉」。大概兩根手指頭併起來的大小，軟軟的，「保鮮」得很妥當。

「這看起來像是息肉欸。」本醫師也在這行很多年了，這點考驗是難不倒我的，「當然，我們會送病理科檢驗，確認是否是息肉。」

「息肉喔？」她一方面因為我的迅速診斷彷彿放心了些，一方面好像對這個診斷非常陌生。

「子宮頸口或陰道有時候會有一些良性增生，我們稱為息肉。」我解釋，「你都沒有陰道出血嗎？」

「嗯……好像有時候有一點點。」她稍微皺眉思索了一下，好像沒有太注意到異常就掉出肉來的樣子。

「沒關係，我們內診一下好了。」直接用鴨嘴來看比較快，「你上次月經何時？」

她給了一個很明確三週前的日期。

「生過幾個小孩？」我在電子病歷上鍵入基本病史和資訊。

「沒有。」她回答。

咦？

「有性經驗嗎？」我趕忙問。

「沒有。」她搖搖頭。我這詢問順序，其實犯了先入為主的錯誤。看到四十歲中年女性，就認為她已婚、異性戀、應該生過孩子。

「沒有性經驗喔？」我再確認一次，但盡量不讓她感覺我有任何特別反應。如果醫師大驚小怪，一副「你這年齡還沒有性經驗喔」，是很不禮貌的。

「沒有。」她回答。

「內診是用一個撐開器伸進陰道，檢查陰道內部和子宮頸。沒有性經驗還是可以檢查，我盡量選擇尺寸小一些的鴨嘴。你放輕鬆的話，就不會傷害到俗稱的處女膜。好嗎？」我直接講白。有些醫師怕病人尷尬，會用比較隱晦的文字，可是那樣反而有溝通不良的風險。

「可以。」她沒什麼遲疑。

從實習開始，只要可能需要進行內診或陰道超音波檢查，「問病人是否有性經驗」是一直被提醒的一件事。醫師都聽過「如果替處女內診傷到處女膜會被告」這種警告，也真的有醫師因為未詢問是否有性經驗，而「傷到病人處女膜」，被求償四十萬的事例。理論上，是否有性經驗，牽涉到的是相關傳染病或懷孕等可能性，以協助醫師診斷，避免耽誤病情，但因為臺灣有奇怪的「處女情結」，卻變成「沒有性經驗就不能內診」這種誤解。對醫師來說，已知病人沒有性經驗還內診，「如果怎樣的話」，麻煩會一大堆，乾脆「少做少錯」，也就是遇到沒有性經驗的病人，就只口頭問診，反正「多做多錯，不要惹麻煩上身」。對病人來說，多數因為對中文病名陌生和性教育缺乏（臺灣有多少人真的在接受性教育的過程中看過陰道、陰道口和處女膜的圖片？很多圖片連陰毛都沒有！），也以為自己「那邊有一個膜」，當遇到醫師要內診，除非醫病互信極佳，願意彼此主動溝通，不然只差沒有罵醫師變態。

之前遇過一位病人十五歲初經一直沒來，但醫師因為她未有性經驗，所以不內診，病人的媽媽又缺乏知識，結果二十三歲結婚後才發現是先天無子宮陰道的病人[32]。也聽過有些病人一直不正常陰道出血，但因為沒有性經驗，醫師都避免內診，只給口服藥；輾轉看了好幾位醫師，直到某位醫師決定依照標準診斷流程做內診檢查，才發現是子宮頸癌；或是最終某位醫師建議進行子宮內膜切片，才確診是子宮內膜癌。

這些延遲診斷的原因是什麼？是醫師和病人都遵循社會傳統，不敢「傷害」那個「不知道在重要什麼」的處女膜。這難道是女人的陰道一定要先由男人「開箱」的概念嗎？

她依照護理師M的說明，褪下褲襪和底褲，躺上內診檯，岔開雙腿。

「你要用這個遮簾嗎？」坐在她岔開的雙腿前，我問。

在病人躺著的內診檯和醫師檢查座位之間，通常有一個布簾遮蓋。在婦科教科書裡，要求醫師和病人視線之間「不能有東西遮蓋」，目的是讓醫病可以充分溝通，而且讓病人清楚知道醫師接下來的程序，避免病人緊張和猜忌。但是，臺灣的內診檯和醫師檢查位置之間，布簾不但是必備，甚至以前政府在擬定病人隱私維護的相關辦法時，還差點把用布簾遮蓋在醫師和病人之間，列入「必需」項目；原因是，有患者和病人團體認為，「沒有遮，很害羞。覺得醫師侵犯隱私」。

「蛤？」她不懂我為何這樣問。這應該是她第一次躺在內診檯上。

「有的人覺得害羞，會想遮起來；有的人覺得這樣不知道等一下我會做什麼，反而覺得緊張。所以我想問你意見。」我不希望她太緊張，解釋詳細應該會有所幫助，「你覺得呢？」

「可以不用遮。」她說。

「好。」我把布簾移開。

護理師M每週都跟我的診，很有合作默契，特別拆了一包平常少用的兒童／青少女用鴨嘴讓我挑選。說少見，但其實兒童或青少女也可能罹患陰道炎，或者玩耍時塞入異物，陰道窺鏡本來就是不論年齡都再必要不過的檢查器械。

「來，你看。」我挑了一個長度和大小比較適合她的，「這叫鴨嘴，我等一下會輕輕把這

32 見《診間裡的女人》，〈未成熟〉一篇，鏡文學出版。

放進陰道，進去看看是不是有什麼異常。」

她稍微抬起上身看了一下那金屬的陰道窺鏡，點點頭。

「你會覺得有一點冰冰的，放輕鬆，不要夾下半身，不會痛。」我說明。

「好。」她躺著，盯著天花板。

大部分女人內診時都看著天花板，我總想天花板或許應該來弄個星空風景什麼的。

「塗一點潤滑劑，涼涼的喔。」因為沒有遮簾，我做每個動作之前，都讓她看一下是什麼。我輕輕地在適當動作和準備下，把鴨嘴放進她陰道裡，她沒有任何因為驚嚇或疼痛的反應動作。

「很好，你放輕鬆，會覺得有點怪怪的，但不會痛喔。」我鼓勵她。

「嗯。」她小聲回答。

我打開鴨嘴，有一塊粉紅色長長的「肉」出現在鴨嘴撐開的陰道之中。我稍稍調整鴨嘴的位置，找到她光滑的子宮頸，從子宮頸口冒出長長一條的息肉，彷彿張嘴看到舌頭。

「你還有一條很大的息肉在裡面欸。」維持鴨嘴不動的狀態，我抬頭跟她說。

「那怎麼辦？」她輕聲問，畢竟下半身在檢查中，她不敢大動作。

「我幫你直接摘除好嗎？」雖然多數病人都是進手術室上麻藥之後做手術移除，但我覺得可以幫她在門診試試。「你會覺得有被拉扯一下的感覺，但應該不會覺得痛。子宮頸沒什麼痛覺神經。」

護理師M在旁邊協助我檢查，聽到我這樣說，轉身開始找適合的器械。

「嗯……好。」她可能不太懂我說的「摘除」是怎麼一回事，但她信任我。

護理師M很快又拆開一個器械包，讓我挑適合的器械。

「那個長的。」陰道器械開開合合會不太舒服，所以我維持鴨嘴不動，跟護理師M示意。

「好喔，我要夾囉，你不要緊張。」挑了一個比較細長的組織夾，伸進她子宮頸內口，朝那「舌頭」根部，夾住，一拉。

子宮頸息肉是子宮頸內口或子宮腔內的內膜細胞良性增生而成，通常是很柔軟的組織，輕輕從突出的根部用器械稍施力，就可以摘除。所以她先前「掉出來」的那塊「肉」，應該就是這塊息肉靠陰道口那端，可能因為摩擦，甚至因為重力，自己斷裂掉出來的。

組織夾夾著「舌頭」的根部，完整的「一條肉」。

「好，完成。」我右手拿著組織夾連同夾住的完整息肉，舉高給她看，「你看。」

「……」她說不出話。

也是啦，除了臨床醫護人員看到這個會有「哇！好大！」、「嘻！這樣就拿下來了，耶！」

這一類莫名奇妙的成就感之外，一般人不會覺得從自己陰道裡拿出「一條肉」有什麼好興奮的。

「切下來的地方有一點出血，我幫你電燒止血一下。你會覺得有點熱熱的。」她這算是不用住院的手術，雖然可以預約手術室，上全身麻醉藥，然後依照程序完成。但一次門診就能完成的事情，又不用暴露在麻醉藥風險，為何不就這樣幫她完成呢？

護理師M遞過電燒刀，我左手維持鴨嘴打開穩定不動，右手把電燒頭伸進子宮頸口，「滋」的一聲，利用電燒把出血點凝固住。

「好，完成。」輕輕把鴨嘴拿出來。所謂的「處女膜」幾乎沒有裂傷，事實上，就算這樣的程序有造成裂傷，也大概是〇．二公分之內的黏膜裂傷，小說或戲劇裡那些誇張情節，實在是嚇慘了女孩，誇張了男孩。

我把取下的息肉組織放進護理師M已經裝好福馬林固定藥水的檢體罐，拴緊。檢體罐被七公分長、四公分寬的息肉塞滿，醫師我莫名地覺得有成就感。

她穿好底褲，脫下的絲襪捏成一團拎在手裡，優雅地坐回診間座位。

「你看。」我讓她看檢體罐裡的息肉，「這跟你掉出來的那塊肉應該是一樣的東西。我們會分兩件送檢查。」

她點點頭。

「這種息肉通常是良性的，不過還是等病理科報告確定。」我補充。

「為什麼會長這個？」很常見的疑問。

「如果沒有懷孕，每個月隨著荷爾蒙變化，內膜組織重複長起來又剝落掉，細胞難免會出現意外增生的情況。」我解釋，「子宮頸息肉多半會因為跟陰道壁摩擦或性生活碰撞而出血，你這樣沒什麼症狀直接掉一塊肉出來的，倒是少見。」

「嗯。」她點點頭。

「沒事囉，下週來看病理報告好嗎？」我準備預約。

「好。」她優雅地起身，帶著好像安心了一點的微笑，轉身離開。

幸好我們沒有因為她沒性經驗而避開內診，不然她某天又要掉一塊肉出來了。

子宮裡的古董

「林醫師，我們加護病房有一個會診。」S是從實習時就認識的護理師。

「好喔，病人方便來門診嗎？」其實病人在加護病房就代表生命徵象不穩定，不太可能送出來，不過有時候發懶，還是問問。

「沒辦法欸，她是臥床的。」護理師S說。

「好，那我晚點上去。」其實看會診是總住院醫師的工作，可是學弟妹覺得工作負擔太多，我又剛好不喜歡早起開晨會，所以跟Y主任討論，由我負責全部會診業務，來換取不用早起晨會。

門診結束，我前往加護病房看會診病人。

加護病房裡收治的都是重症病人，稍有不慎就可能引起嚴重感染，所以是必須嚴格控制感染的區域。但臺灣民情非常在乎「有沒有去看加護病房病人」、「人情義理要到」、「要表示孝順」、「有在關心」，導致會客時間的加護病房內常有許多家屬、朋友，甚至小孩子來探病。雖說有些病人是真的「再不來看大概沒機會見最後一面」，可是大量的陪病與探病者，其實都帶著感染病人的危機。

更不用說躺在病床上的病人，鼻孔冒出一條鼻胃管、嘴裡插了幫助呼吸的氣管內管、脖子旁打了頸靜脈導管、肚子旁也可能有支手術後留下的引流管、因為臥床與疾病問題腸子鼓脹得皮膚緊繃、尿道插了尿管、為了排泄包了尿布下半身光溜溜、手上一堆點滴和接頭管線。有些病人甚至已經水腫或血管脆弱，打到幾乎找不到可用的血管，還要用壓舌板小木片把打上點滴的部位用膠布纏起來固定，他們意識不清躁動時會不自主拉扯管線，所以用軟布將手腕和腳腕約束在床欄預防，床邊再一個罐子接引流的血水，另一個袋子裡是尿液。即使護理師會幫忙擦洗身體，但是混著肚皮上促進腸蠕動的薄荷油氣味、排泄物味道、肝指數過高時黃疸的味道、血液裡的氨排不掉的味道、傷口滲液加上消毒用的優碘氣味……我如果是病人，真的不希望以這種面貌躺著給親朋好友看。

看遍加護病房日常的醫護人員都會感嘆，「如果有一天，我罹患無可治癒的疾病，絕對不要這樣全身插滿管子躺在那。」但是，健保幾乎給付了所有重症及臨終前的治療，包括無效治療，家屬的「部分負擔」金額不高，還有上限規定，這時相較於仔細跟家屬溝通，避免無效醫療、充分瞭解各種治療介入的預後成效及風險、日後面對其他天邊孝子與囉唆親戚和自以為是的好事親友批評碎嘴，所要花費的「成本」都遠遠超過「乾脆所有治療都做了」來表示「盡了全力」。

而醫護人員，當然知道這麼多管子插上去有多痛苦，以及多種末期無效醫療的困境，但是，醫護人員會勸家屬不要做嗎？不會。因為勸完之後，可能變成醫療人員要應付那些天邊孝子、囉唆親戚和自以為是的好事親友，說不定病人離世之後幾個月就收到法院傳票，因為某個家屬「聽人家說其實可以救」，就找了律師來告。

話再說回來，如果我們「不想在醫院裡全身插滿管子走完人生最後一段路」，那可以怎麼做？答案其實不是「安樂死」，而是我們的社會要建立「在家臨終」的照護模式。如果病人的自主意識夠高，與家屬和醫療團隊開誠布公來討論臨終會遇到的狀況，屆時醫療團隊可以怎麼幫忙，家屬又如何在家中照護，病人和家屬是有機會在自己家裡，比較舒服又安詳地，面對人生的最後一途。

我按下加護病房門口密碼鎖，穿上隔離衣，戴上口罩，「哈囉，我來看會診。」我出聲。

加護病房護理師照護的床數比一般病房少，因為多數病人是臥床昏迷，生命徵象不穩定，身上管線輸液每隔幾小時要統計一次，病情也隨時可能惡化，所以護理師多數在負責的那幾床旁邊，不斷忙碌著。

「林醫師，那邊。」護理師S在幫第六床阿伯抽痰，指指旁邊的第七床。

「好。」我掀開第七床的病床遮簾，走進去。

「阿婆，你好喔。」我邊出聲招呼，邊從病床旁邊的照護桌上拿起她的病歷。

她不是完全沒有意識，只是看起來神智不太清楚。

病歷記錄顯示，七十六歲，糖尿病，前幾年中風臥床，最近幾個月因吞嚥不是很順利，體重下降。三天前因發燒神智不清，送進加護病房。

嗯……這個年紀，這幾個當前疾病，好像都跟婦產科沒什麼關係啊。

進加護病房的病人會做很多檢查，驗血、驗尿、X光是基本，斷層掃描也很常見。我翻看她病歷裡的各項檢查記錄：尿液檢查有些微發炎現象，以她原本就有糖尿病來說，並不罕見[33]。再來，血液檢查的血糖指數，到院時很高，住院後逐漸穩定，倒是血液裡白血球偏高，有感染的傾向。最後，會診婦產科的原因是，「X光下顯示骨盆異物」。

這個年紀的女人，骨盆內異物最常見就是避孕器，不過倒也遇過X光發現骨盆內有個

33　糖尿病血糖若控制不穩，免疫力易受影響，好發一些常見感染。

「拳頭大的石頭」，發現原來是鈣化後的子宮肌瘤，也遇過鈣化的小胚胎，來自早年運氣好沒造成輸卵管破裂的子宮外孕。

我點開她的放射影像檢查檔案，果然，骨盆中亮亮的一個S形，是大約四十年前很常使用的子宮內避孕器。

臺灣早期家戶生育數普遍超過五個，七個或九個更不在少數，如此除了家庭經濟負擔沉重，也造成許多孩子營養不足，更影響了孩子受教育的機會。五〇年代，政府開始推動「家庭計畫」，訓練了許多公共衛生護士，家家戶戶教導婦女如何照顧新生兒、如何避孕、如何維護衛生習慣和飲食健康，同時也利用補助和計畫，廣泛讓已有足夠生育數的婦女，接受輸卵管結紮手術或植入子宮內避孕器。

不過隨著教育和經濟提升，臺灣政府對生育的政策又逐漸從「兩個孩子恰恰好，一個不嫌少」轉變到「生一個給獎勵，生三個給大紅包」。也就是說，以前勸你少生一點，要幫你避孕，現在又拜託你多生一個，還願意給獎勵（雖然生一個孩子獎勵幾萬元，從來不是女人覺得有用的政策）。顯見子宮從來都不是女人自己決定的。

這種動輒放置在子宮內超過二十年以上的避孕器，早已跟女人「和平共處」，通常不建議處理，甚至因為年紀增長子宮萎縮，避孕器已緊緊嵌在組織裡。我判斷這個會診應該做個超音波，確認一下骨盆沒有別的問題，就可以完成了。

「哈囉，跟你們借超音波機喔。」我從病人的遮簾走出來，朝病房中央喊。加護病房的工作模式是大家平時各忙各的，但只要有臨時需求，剛好有空的人就會出手相救。

「在書記電腦那邊！」有個聲音喊過來。

「好！謝謝！」我也不知道是誰回答的，直接再喊回去。反正大家做事方便都好。

加護病房的護理站不像一般病房有隔開的空間或遮蔽用的牆面，而是全開放式的空間，護理站設在空間的正中央，病床依序圍繞著，方便護理師在護理站裡，也可以隨時看見各床動靜和監視器螢幕。

我走到護理站旁的角落，把簡便型超音波機推到病人床邊，在插滿插頭的延長線插座上找到一個空插座孔（加護病房可不能隨便拔插頭啊），插上電，在病人因衰老和瘦弱而發皺的薄薄皮膚上，塗上傳導凝膠，準備檢查。

老實說，我常覺得醫院建築的規劃過程難道沒有考慮到每種病房會有各式需求，為何老是需要自己再接延長線，然後各種插頭和線都在腳邊，不只走動麻煩，清潔也不便。

超音波暖機完畢，我把腹部超音波放上病人下腹，「阿婆，我檢查一下喔。」

她輕輕發出一聲「嗯」，大概是感受到肚子涼涼的，但是神智上不太能回應。

「咦？」螢幕上出現意外的影像。

以她的年齡，子宮和卵巢會因為停經後女性荷爾蒙極低，而萎縮到只剩兩根手指頭的尺寸。在沒有特別蓄積尿液於膀胱作為檢查視窗的情況下，腹部超音波影像上應該是看不見什麼的，但怎麼探頭一放，螢幕上出現了一包東西。

她已置入尿管，膀胱內的小便會自動排空，不會蓄積尿液，所以確定這包不是以前遇過被我和Eva用尿管解決會診的那種「腫瘤」[34]。看看位置，應該是子宮，可是，以她的年齡，子宮不該這麼大啊。仔細看超音波影像，這「包」東西的內部液體不是清澈的，比較像是聚積的膿或血液。旁邊有薄薄的一層組織，包覆著。

原本以為只是「簡單骨盆異物」的會診，看來沒辦法簡單解決了。

我邊寫會診回覆單，邊走到在六床旁忙碌著的護理師S旁，「欸，她骨盆裡有一包東西，切個CT scan[35]吧。」

「好，我等一下請住院醫師開單。」護理師S很快回答。加護病房安排檢查的效率極高。

第二天，電話來了，「林醫師，加護病房七床的片子好囉。」

「好的。」剛好人在門診，將電腦螢幕切換到住院電子病歷系統，點開來看。

非常「漂亮」的一張片子——對婦產科醫師來說——脹大的子宮，停經後因萎縮所以極薄的子宮肌肉層，在子宮腔裡將近兩百c.c.中度顯影的液體，在液體正中央，子宮內避孕器呈現亮亮的S形狀。

「子宮蓄膿。這個要會診麻醉科，安排開腹子宮切除手術。」不是個簡單的會診啊。醫療總是充滿意外，沒有任何個案可以事前斷定「這個很簡單」。

手術前的準備與評估程序啟動。我待加護病房會客時間，找到家屬來做術前說明。

「你是七床阿嬤的……」我問。

「兒子。」眼前這個四十多歲男人個子不高，髮量剩一半，穿著細格子毛料襯衫，仿皮外套。

「她子宮裡面積膿。年紀大，又中風臥床，加上糖尿病增加感染的風險，一般會相安無事的子宮內避孕器，導致感染化膿。」我快速解釋病情。

她兒子專注聽我說完，點點頭，沒多問。

「這麼大包的膿，打抗生素效果不好，還是開刀比較適合。她年紀大，手術時間我們會盡

34 見《診間裡的女人》，〈腫瘤聖手〉一篇，鏡文學出版。

35 斷層掃描。有助於釐清病灶附近相關臟器，尤其對骨盆內部軟組織的判讀很有幫助。

量縮短，也會請麻醉科先做評估。」我再補充。

術前會診麻醉科是約莫十多年前建立起來的制度。手術要成功，向來不是只靠一位厲害的外科醫師，而是整個手術團隊的合作，而麻醉是相當重要的一環。如果病人身體無法承擔麻醉，外科醫師技術再好也無用武之地。又如剖腹產手術常常是半身麻醉，我們打開女人的肚子在裡面又掏又縫，而女人還可以清醒地跟我們聊天，總讓我覺得醫學真是神奇。

「好。」他很乾脆。

「可能要麻煩你跟其他家屬說明，有疑問的話，手術前隨時跟我們提出。」臺灣最麻煩的就是，主要照顧者無法作主，其他家屬意見特多。

「應該還好，我決定就可以了。」他也很乾脆。

「對了，你母親最小的孩子幾歲？」我問。

「就我啊，我四十六歲。」他一派輕鬆。

「你知道你母親最近一次換避孕器是何時嗎？」我實在很想知道這支避孕器放了多久。

「我沒有印象欸。」他稍稍皺眉想了一下，「好像沒聽她說過。」

「該不會從生完你之後就放到現在……」我沉吟了一下，「是說，放了幾十年到陷進子宮肌肉裡，並不少見就是了。」

他沒有什麼太意外的表情。長期照顧一位有慢性病又中風臥床的長輩，放了四十年的避孕器對他來說真的不是什麼值得大驚小怪的東西。

兩天後的手術很順利，切開她削瘦而薄的腹部皮膚，因蓄膿而膨大的子宮跟超音波檢查時的方位一樣，輕輕撥開腸子就顯現出來，更年期的子宮壁厚度已萎縮成不到一公分，加上內部液體撐大，變得更薄。隨著手術過程的壓擠和拉扯，從破口處冒出了綠豆沙似的膿液。切開子宮之後，那個陳年的異物，就躺在已化膿許久像鋪了一層融化起司的子宮內壁上……。

不知道為什麼，我總有這種關於食物的奇怪形容。

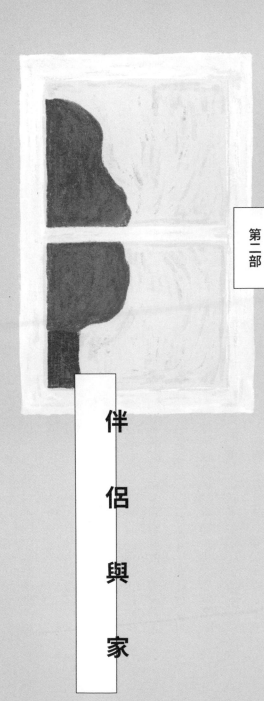

第二部

伴侶與家

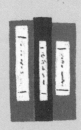

陰道裡的異物

「林醫師，急診有病人，主訴陰道異物。」凌晨一點，電話接起來，說明簡單明瞭。

我揉揉眼睛，吸口氣醒一下腦袋。

「那麻煩把病人帶到我們三〇六診間好了，我直接內診檢查。」婦產科醫師的必要專長之一就是快速睡著、立刻清醒，不然怎麼在難得的睡眠間隙，因應各種臨時待產和緊急應變。

「好。」那頭迅速掛上電話。我一直很喜歡急診室的特性，快速、講重點、不拖泥帶水。

套上醫師袍走出值班室，搭電梯到門診區準備，開燈，開電腦，等急診室把病人帶來。

我也很喜歡半夜的醫院，少了白天的吵雜和人來人往，相對安靜乾淨，可以專心工作。半夜的電梯也很有趣，有時候某些樓層沒人等，電梯卻會自動停下開門。有幾次半夜衝來醫院接生，在空無一人的大廳，我一走近電梯就自動開門，可是電梯裡一個人也沒有。我輕聲跟看不見的什麼，說一句「謝謝」，然後上樓迎接新生命。

病人是三十六歲的女人，燙了大波浪捲髮，隨意束在腦後，一件條紋棉質襯衫，衣襬放在褲子外，下身是簡單的牛仔褲。儀容整齊，也算從容，不像是半夜發生什麼意外傷害而慌亂的樣子。

「怎麼回事？」我一邊點開電子病歷記錄系統準備輸入，一邊問。

「唉呦……就，東西掉進去了。」她滿臉通紅。

看來是個尷尬的原因。通常不外乎是保險套或者衛生棉條。聽說學姊也曾經在半夜來急診的病人陰道裡，夾出電池……。

「我自己摸得到，但是拿不出來。」她補充，表示她努力過實在沒辦法才半夜掛急診。

「好，我看一下。」直接內診比較快。

「好。」她也不想多耽擱。

急診室的護理師K協助她躺上內診檯，我繼續詢問她病史。生過兩個小孩，已經結紮，最近一次月經是一週前。沒什麼異常。

「好，我看一下喔。」我一邊朝她的陰道放進塗了潤滑凝膠的鴨嘴，一邊跟她說明程序。內診是婦產科非常必要的檢查，但要如何讓病人充分瞭解和避免造成她們不適，醫療人員其實沒有特別學習過，更不可能要求每位醫療人員都「被內診一次就知道了」，而是必須有同理心和耐心去理解病人可能產生的不安或恐懼。

「好。」她也很簡潔。

鴨嘴伸進陰道底端，轉個角度，打開。這個讓她半夜跑急診把年輕醫師叫起床的異物，就出現在打開的陰道窺鏡兩片金屬間：一個米白色的物體，看起來是塑膠材質。

「好，我把東西夾出來喔。」我再向她說明我的下一個動作。

我左手固定住鴨嘴，伸長右手到旁邊的器械車上撈出一個長鑷。平常婦產科門診的護理師比較熟悉程序和器械配置，我們只需伸出手，頂多補充一下器械種類，工具就遞上來，但這次陪同的是急診室的護理師，對婦產科比較不熟，我就自己來。

醫療界有個特別規範，如果是女病人，除非是高齡阿嬤，不然，要避免男醫師和女病人獨處。實習醫師到醫院工作的第一天，男性醫師會一直被叮嚀，「如果要去單人房照護女病人，要找護理師陪同。」那女醫師呢？沒有這個囑咐。女醫師到單人房照顧男病人時，必須要求護理師陪同嗎？不需要。甚至有學妹要求過護理師陪同，護理站卻回答說沒這個必要。

仔細想想，這其實是很奇怪的事，說穿了是預防性騷擾。這個規範的前提假設就是，只有男醫師會騷擾女病人。而避免男醫師騷擾女病人的方法，就是「找一個護士跟去盯著他」。然而根據國外研究，醫療場域的性騷擾，除了同儕和長官下屬間，第二常見是病人騷擾醫療人員。性騷擾的發生不只因生理性別，主要問題是權力不對等。過往認為醫師有其權威，而病人是弱者，便假設醫師會利用權威性騷擾病人。不過隨著社會變化，病人是否仍是絕對的弱者，醫師是否就是絕對的騷擾預備犯，實在不能再以這種二分法看待。

再談到性別，以前醫師都是男性，護理師都是女性，造成醫師、護理師和女病人的組合，就是一位男性在一位女性的協助（與監視？）下，對女病人進行（可能要碰觸身體）的檢查和治療。然而，假設男性是「潛在犯罪者」，其實是一種性別偏見。近年來，女醫師比例逐漸達三分之一，男護理師也出現十多年了，如果繼續單純以男醫師加護理師作為與女病人獨處時的預設檢查處置組合，那麼，男醫師配男護理師的組合就可以嗎？

我自己因為是女婦產科醫師，比較不用顧慮那些男醫師的規範，總是單獨去跟病人問症狀、做檢查，護理師和病人好像也不會多想。只是有時候，護理師太忙，也會丟下一句「反正你是女生不用我跟」，這種情況我們稱為「吃自助餐」——自己搞定一切。我曾開玩笑說，「你怎麼知道我不會騷擾我的病人？」換得護理師同事一個白眼。

長鑷子伸進去，一夾，把異物拿出來。放在備好的紗布上，異物舒展成原來的樣子——一個米白色塑膠環，外圈是類似羽毛的塑膠絨毛。

我和護理師K都沒看過這種東西，不過，隱約知道，好像是某種情趣用品。

病人鬆了一口氣，一邊穿上褲子，一邊害羞抱怨，「都我老公啦！」

「這是情趣用品喔？」我積極好學。

「嘿啊。」病人臉又羞紅了，氣急敗壞地，「難得兩個小孩睡了，我們跑去汽車旅館。我叫他不要用這個，他就偏要！結果掉在裡面！我們拿好久都拿不出來，只好來掛急診！」

我們三個女人一起笑了。

「哈哈哈哈，好慘！」我跟護理師K一起同仇敵愾。

「真的啊！齁！」三個女人相視而笑好像反而解除了她的尷尬，「氣死我了！」

「這個好像很容易掉進去，上個月有一個病人也是。」護理師K補充。

「唉呦！我們難得有時間欸！」病人好像找到姊妹淘似的，繼續抒發心情，「白白花了汽車旅館的錢。」

我和護理師K不由得笑更大聲。

「然後他還不好意思下車，叫我自己上來掛急診！」她又氣又好笑。

「哈哈，好啦，沒事囉。」我快速寫好病歷記錄，交給護理師K。「這個東西要不要帶回去作紀念？」我用紗布托著這掃興的情趣用品，湊到病人面前。

「不要了啦，氣死我。」她笑。我想她老公會被她再唸個幾天吧。

「哈哈哈，好。」她們兩個笑著離開診間。我收拾診間，想到他們在汽車旅館的一陣困窘，還是不由得笑出來。也只有婦產科可以看見這種夫妻日常。

十一公分的疤

「醫師，我們要來產檢。」由老公講出這句話，通常都帶著欣喜的語氣。

「好喔，我看看。」我接過老公遞過來的孕婦手冊，「你們抽過第一次血了嗎？」國健署給付的第一次產檢，包括重要血液檢查，所以通常會先確認是否已經完成抽血、有沒有檢驗報告需要判讀和處理。

「她是中國來的，我們想來問問看，有沒有什麼需要注意的。」老公迫不及待地說。

他大概三十多歲，女人二十九歲，兩個人都看起來樸實年輕。

「去中國工作認識的喔？」我跟他們閒聊。這幾年赴中臺商增加，其中包括許多單身年輕男性，一方面因為已有家室者較難配合外派，二方面年輕較有機會爭取主管職。這些正值適婚年齡的外派臺商，與中國女性雖然有文化差異，但語言上沒太多隔閡，越來越多人與中國女性結婚。

老公微微害羞，笑著點頭。

大約十多年前，臺灣的跨國婚姻多數女性來自東南亞，夫妻之間語言不通，婚前也沒見過幾次面，只靠仲介完成手續，雖然許多建立了圓滿的家庭，老公也呵護備至，但這些仲介促成的婚配、離鄉背井進入沒有情感基礎婚姻的年輕女人，總讓我特別心疼。幸好近幾年的跨國婚姻越來越多透過經商工作認識，比較接近我們習慣的交往和婚姻模式。

「不用擔心，有依照臺灣標準流程產檢，大概就沒什麼問題。」我翻了一下她的孕婦手冊，兩週前在診所抽過血，檢查記錄還沒登上。

老公很認真地點頭。這位準爸爸的雀躍心情遮都遮不住，而女人淡淡微笑地看著老公有點傻氣的樣子。

「好，你這次是第一次懷孕嗎？有沒有流產記錄？自然流產也算。」我接著詢問婦產科基本病史，盡量避免包含社會偏見的用語，以免病人因某些顧慮而隱藏病史。

我看了看這位白淨的年輕孕婦。眼睛大大的，黑黑的直髮打薄綁了個馬尾，淡淡的妝。年輕畢竟是本錢，不用特別裝扮，就滿迷人的。淡粉紅色的針織線衫，簡單剪裁的長褲。怕她緊張，我對著她笑了一下。

「她第一次懷孕。」老公搶著先講。

有時候會遇到這種老公主動答話的個案。有些男友或老公可以細數出病人上次和上上次的月經日期、之前吃過什麼藥、何時就醫過、這次就診時的症狀，不知道這樣代表這個男人很體貼，還是代表這個女人完全交出身體主控權了？

「但是她肚子開過刀，不知道會不會影響懷孕？」老公問。看來這才是他們來看診的重點。

「開過什麼樣的刀？知道嗎？」我問。

「不知道。」還是老公代答。

咦，這女人是太害羞，還是對臺灣看診習慣不適應？我的眼光盯著她問，「什麼原因開刀知道嗎？」

「不知道。」女人自己回答了。聲音亮亮的，有年輕的質感，腔調倒不明顯。

「小時候開的嗎？」不知道什麼原因開刀？這太奇怪了。

「不是。」她說。

「不是小時候開的刀，可是你不知道為什麼開的刀？」我覆述她給我的資訊。

「對。」她回答。沒有表情，沒有一點試著要回想的樣子。

「不合理啊。」我真的覺得不合理，「你昏迷被開刀的嗎？」就算昏迷被送進醫院開刀，開完刀也不可能就當作不知道為何被開一刀啊。中國也算個進步國家，手術前總要簽同意書吧。

「你做手術總得簽同意書，醫師不可能沒跟你說為什麼要開刀啊？」我滿頭霧水。

「我就不知道。」她答得很乾脆。

「如果不知道開哪種刀，但總知道開哪裡吧？是腸子還是子宮？還是卵巢？」我腦袋裡閃過各種常見腹部手術，「盲腸炎嗎？還是巧克力囊腫[1]？」

「我不知道。」她決絕地回答。

「你怎麼會不知道開什麼刀？」老公有點焦急的語氣。

我開始覺得不對勁，「什麼時候開的？很久之前嗎？」我問。

「不知道。」她說。

「不知道什麼時候開的？」我聲調提高了。這回答太奇怪了，我已經開始覺得她有問題了，護理師也皺起眉頭。

老公彎著腰看著她，大概覺得醫師一直問她卻無法回答，更加擔心起來。

「我不是要探你隱私，你的病史有時候會影響我們對症狀的判斷。」我試著解除她的武裝，「譬如如果因為盲腸炎或腹膜炎開過刀，腸子可能會有沾黏，這些沾黏部分在懷孕過程會因為子宮脹大而拉扯，你會常常肚子痛。如果你這次懷孕必須剖腹產，而我們不知道你因為開過刀造成腸子沾黏在腹壁上，很可能手術刀劃下去結果把腸子割破了，是很麻煩的。」

她還是搖搖頭。

如果是腸胃問題開的刀，其實沒有隱瞞不說的道理。誰會去責怪你小時候得過盲腸炎？誰會因為你腸穿孔開刀而批評你？她肚子那一刀，來自婦科器官的可能性很高。

「好吧，可以的話，你回去盡量找看看有沒有當時就醫的資料，這樣產檢過程才能幫你多注意。」我不想逼她了。

她大概鬆了一口氣，但沒動聲色，輕輕點了頭。

「來吧，我看看你現在的懷孕週數，幫你們確認一下預產期。」我示意護理師協助她躺上診療床。

老公聽到要看胚胎，喜孜孜地靠在診療床旁。

依慣例，護理師幫她把內外褲稍微往下拉一些。懷孕前三個月，胚胎還很小，子宮尺寸未高過骨盆腔，超音波探頭會放在恥骨聯合上方，大約陰毛上端的部位。她的陰毛上端露出一道手術疤痕，橫的，大約十一公分長。

1 子宮內膜異位症的一種，異位內膜在卵巢內，隨荷爾蒙週期累積經血。積了陳舊經血的卵巢子宮內膜異位腫瘤看起來像是融化的巧克力，故稱巧克力囊腫。

腸胃手術或一般外科的開腹手術，通常不會開橫式切口，而是從肚臍下方沿著腹中線到陰毛上端。傳統的某些婦科急症，例如黃體破裂合併內出血、大的骨盆腫瘤或子宮外孕導致內出血，會做剖腹探查手術，刀口也是從肚臍下方沿腹中線到陰毛上端。橫式傷口的術後疤痕雖然比較漂亮，但手術視野較差[2]，所以外科幾乎不採用，但常見於婦產科，是稱為「乾淨傷口」的良性腫瘤手術。而橫式，十公分以上長，緊貼在陰毛上端的傷口，是剖腹產傷口。

我和護理師一看到她露出來的這個傷口，大概都了然於心。

「現在胚胎頭臀長度五公分，大約十一週多，跟你孕婦手冊上的預產期對起來，週數是符合的。」我邊做檢查邊解釋，「手腳可以看得見了，但是細節還沒有很清楚喔。慢慢來，之後都會一一幫你們檢查。」

她大大的眼睛盯著螢幕，沒有任何特別的表情。大部分初次看到螢幕上黑黑白白影像的人，其實都看不太懂。老公帶著又困惑又開心的表情，聽著我的解釋，認真地點頭。

「你這個就是之前開刀的傷口喔？」子宮內胚胎情況解釋完，我指著她的手術痕跡問。

「嗯。」她點點頭。

「你真的不知道是開什麼刀嗎？」我明知故問。

「不知道。」她回答。

「在臺灣，一般來說，這樣的傷口，是開子宮的刀。」我不好直接說破。

女人隱瞞之前的生育史，常常有她們的苦衷或考量。有些會趁自己獨自來檢查時，跟我說「醫師你不要讓我先生知道我做過人工流產」，或是在病歷記錄時說自己「第一次懷孕」，然後趁老公不在的時候帶著抱歉的表情說「醫師我其實拿過一次小孩」。通常如果不影響產檢和產程產後照護，我們會幫病人隱藏這些病史。偶爾有臺籍或外籍產婦，產程進度完全不像初產婦，甚至要縫會陰傷口時發現有「之前」的分娩縫合痕跡，但孕產婦不說，我們也不會特別說。

誰沒有不好說出口的艱難呢？或者，年輕時傻過的痕跡，有人選擇埋進生命的樹洞裡，或許對她們來說，當時沒有理智決定的餘地。

「我不知道。」她直挺挺躺著，完全拒絕討論的樣子。

老公露出很擔憂的表情，「會不會怎麼樣？」

「我沒辦法確定。如果是卵巢手術，對懷孕和自然產應該沒有什麼影響。」我照實給資

---

2 直式傷口可以在手術時拉比較開，讓視野和操作空間比較充裕，因此大手術都是直式傷口。

訊，「如果是子宮手術，因為子宮有切開縫合的疤痕，懷孕過程也不會有影響。」

她和老公都盯著我，老公有點緊張，她，持續隱藏著她的情緒。

「但是足月的時候，記得跟你的接生醫師說，子宮可能動過刀。如果子宮開過刀，待產的時候不能打催生劑，那是絕對禁忌症。」我句句實言。同時感到非常憂心，前一胎剖腹產，之後還是可以試著成功自然分娩的，但是要嚴密監控，隨時注意子宮是否發生破裂，導致母胎風險，更不能給任何增強子宮收縮的藥品，那會使子宮破裂機會更高。

當然或許是我多慮了，任何一位臺灣的婦產科醫師或產房護理師，看到她這個手術疤痕，應該不會傻氣地以為之前開的是腸胃手術。

我讓她起身穿好衣服。給了一些懷孕早期生活作息和飲食的叮嚀。

「記得要回去上次幫你抽血的醫師那邊看報告喔。」一方面要她回原診所看報告，避免我重複檢查，一方面她也真的暫時沒必要到醫學中心產檢。

她點點頭。她和老公都沒有表示要我預約她回來看診，我並不意外。

有時候，婚姻不是只有單純的愛情結果，還有為了生存必須的艱難。只是，她心裡也否認了帶來這個疤痕的孩子嗎？

骨盆裡的亮點

「醫師，我們要看不孕症。」站著的先生先開口。簡單的襯衫沒有紮進褲子，髮型跟一般中年男性差不多，沒什麼特色，有剪就好的那種，大概四十過五了的年紀。

明明我門診表上的次專科是高風險妊娠、產前遺傳諮詢和青少女婦科，就是沒有不孕症，他們怎麼不是掛對面學長的門診？算了，還沒確診就叫她退掛號去對面也不好意思，況且很多來看所謂「不孕」的夫妻，根本還沒真正符合不孕症診斷。有時是家裡長輩急，結婚才三、四個月就覺得為什麼還沒懷孕，我常要提醒「女人又不是一天排一顆卵的母雞，哪有天天問懷孕的」。說不定這對夫妻不是不孕，而是需要一些諮商，就先替他們看吧。

瘦瘦的女人，素顏，眉毛是舊款紋眉，褪成了一種奇怪的青色。沒有染燙造型的及肩髮長，低低束在腦後，露出光亮的額頭。看一下門診資料，三十三歲。

「醫師你就給我不孕症治療啦。」她開口，中國口音。

「唉呦，哪有什麼檢查都還沒做，就給你治療的。」我笑著說。

「對啊，先做檢查嘛。」老公開口了。

「我可以懷孕的啦，只是不知道為什麼一直還沒懷孕啦。」她有點不耐煩。

「來，不要急，讓我先問一下基本資料。」我準備鍵入病歷資訊。

「不用啦，我就跟你說我前年還有懷孕咩。」她語氣很急躁。帶著她的腔調，感覺上很不耐煩。

「那你們說要看不孕症又是怎樣？」不由得我停下動作，靠在椅背上看著這對奇怪的夫妻，「你們結婚多久了？」

「八個多月。」老公算得很仔細。

「所以沒有避孕多久了？」不孕症的定義是，每週有二到三次未避孕性行為，持續一年以上未懷孕，可以懷疑有不孕的問題，但「遠距夫妻」不算。

「就結婚之後都沒避孕啊。」老公回答。看來還滿保守老實的，結婚後才開始性生活。

「八個月是還沒有到標準啦……」我邊鍵入資料邊問，「你上次月經何時？」

「就跟你說我可以生小孩啦，不用檢查啦。」她堅持。

「她有生過一個。」老公幫她講了。

咦？原來之前生過孩子，難怪她堅持「可以懷孕」。看來是再婚。老公也知情。

「喔，那你懷孕過幾次？有沒有流產過？」我繼續問婦科最重要的基本資料。

「我生過一個啦，就跟你說我會懷孕你都不信。」她邊回答我，邊回頭瞪老公一眼。

「先生擔心的也沒錯啦，之前能懷孕不代表後來就都沒問題啊。有時候是精蟲的問題，有時候是骨盆發炎什麼的，也可能輸卵管阻塞啊。」我保持我的耐性。

「我輸卵管沒問題！我前年有子宮外孕！」她聲調提高。

子宮外孕就是輸卵管問題啊！我心裡嘀咕，到底是她的醫療知識有問題，還是這對夫妻在溝通上有問題？

「所以你生過一個？」我拉回來繼續問。據我所知當時中國實施一胎化，好像也不太有機會多生幾個。

「一個啦。」她有點不高興我的問題。

「生過一個之後就只有再子宮外孕一次？有沒有拿掉的？」

「沒有。」她很快回答。老實說在老公面前，很多女人的回答不見得是事實，不過，如果暫時不影響診斷，我通常不會在她們的老公面前細究。

「你們結婚不到一年，是可以再等看看啦，不過要檢查也可以，我通常建議老公先驗精蟲。」不孕症的原因通常男性因素占三分之一、女性因素占三分之一、雙方因素占三分之一，但多數伴侶遇到生育困難，都是女性先就診，甚至很快就開始檢查與治療，一直到治療許久之後，老公才會「出來面對」。女性的不孕症檢查，除了超音波，還包括子宮輸卵管攝影，確認沒有子宮腔內沾黏或輸卵管阻塞。有些醫師會先開排卵藥，那就還要依照月經週期時間進行陰道超音波檢測卵巢濾泡狀態和施打破卵針。

「子宮輸卵管攝影會有點不舒服，通常我會建議老公的精蟲驗完再做，當然，節省時間的話可以同時安排。」

「驗他就好啦，我不用。」她乾脆地說。

「你說之前有子宮外孕，那代表輸卵管可能有沾黏的問題欸，我建議你還是做一下攝影，如果有一些小阻塞也可以順便打通。幫你確認一下輸卵管是否有沾黏或狹窄，不然你這次懷孕還是會有子宮外孕風險喔。」她曾經子宮外孕的資訊，比起現在是否不孕，更讓我擔心。

「好啦，一起驗。」老公半哄半拜託。

「我就說我可以懷孕的，不用啦。」她堅持。

我開始對這樣的對話失去耐心了。堅持己見或者不清楚自己治療期待的病人，對醫師來說，常常比診斷和治療還要難處理。一直問不出所以然，我只好到電子看診系統點開她的就診記錄，想看看有沒有其他相關診療資料可以參考。

她在院內看診了兩次，一次是一般內科，一般的感冒處置，另一次是急診，因為腹痛，接受了一張下腹部的X光檢查。

她還在對老公呶呶著，「就跟你說我可以懷孕……」

我點開那張下腹X光片的影像，明顯可見她掛急診那時有點脹氣的腸子，還有兩個特殊的亮點……。

那兩個亮點在骨盆腔部位，大約子宮兩側，各有一個小夾子形狀的顯影，在片子上顯得非常明亮，比旁邊骨頭或是腸子都要清楚，代表是金屬材質。拍X光時，如果照射部位有項鍊或拉鍊一類的服飾，也會出現這種非常明亮的金屬顯影，這是醫師練習X光片判讀時的基本訓練。比較嚴謹的醫療院所通常會在檢查前，先要求病人移除身上這些可能影響判讀的物品，換上沒有扣子或拉鍊的布罩袍，拿掉項鍊或貼布。

不過，她的影像非常清楚，不是扣子或拉鍊，而是身體裡面的物品。婦產科看的主要內臟器官是子宮和卵巢，相對於旁邊的腸子和前面的膀胱，在X光片顯像並不明顯，只有偶爾會看見一個小小T型的影像在骨盆裡，那就是子宮內避孕器，這也是實習醫師初級X光判讀之一。

她這兩個對稱的小金屬夾，我一眼就辨識出來，那是輸卵管夾，是一種結紮手術[3]，以金

3　臺灣鮮少使用金屬夾方式做輸卵管結紮，多半採用剪斷雙側輸卵管，同時用不可吸收的絲線綁住雙側截斷端的方式。

屬夾夾在兩側輸卵管上，阻斷精蟲與卵子的接觸路徑，達成避孕效果。

「你肚子開過刀吧？」我直接也間接地問她。

「沒有。」她幾乎是反射性地回答。

「不對啊，你肚子裡有東西欸，這是開刀的時候放進去的喔。」我指指X光影像。我沒有說得很明，但她不可能不知道。

她愣住了。

「你有開過刀嗎？」老公也跟著問。

她沒回答。

結紮手術只需在肚臍下緣開一個大約兩公分的小開口就可以執行，通常不會有明顯疤痕。如果她不說，老公可能不會知道。

「我不記得了。」她只能想到這樣回答。

「位置在骨盆裡面。」我只打算講到這樣。

「嗯。」她應聲，小小聲的。

「我還是建議，你最好做一下子宮輸卵管攝影，確認雙側輸卵管沒有受到影響，會比較好。」如果給她多一些時間，她會不會回家後跟老公坦白？「只是，輸卵管不通的話，打藥時會稍微比較脹痛喔。」從子宮頸一路到雙側輸卵管撒部，是骨盆由外到內的通道，正常情況下，從子宮頸打入顯影劑，液體會從雙側輸卵管開口排到骨盆腔內，檢查時會有一點點脹脹的感覺，不會特別疼痛，但如果雙側都阻塞，顯影劑在子宮腔內造成壓力，會明顯比較脹痛。

「再看看。」她低聲回答，完全失去之前那些不耐煩和傲氣。

「如果你們很想生小孩，我建議你們積極一點。子宮輸卵管攝影做完後，『如果』發現兩邊輸卵管沒通，」我保守地說，「找不孕症醫師直接打排卵針和取卵，做試管嬰兒植入。這樣費用比較貴，但是比你動雙側輸卵管手術，成功率會高一點。」我還是婉轉地給了解方。

她起身，只回應「好。」就拉著還來不及說任何一句話的先生，離開了。

隱瞞

門診時，接到傳染病個案管理師J的電話，「林醫師，苗栗那邊有位愛滋帶原孕婦，衛生局一路轉都沒有人要接手，你願意接嗎？」

有點意外，但也不意外。每家醫院都說不會拒絕愛滋個案，但是每次發生還是拒絕。從苗栗一路轉到我這裡來，我猜也是詢問過很多地方了吧。我說答應接手，聽到J鬆了一口氣的嘆息。

臺灣女性愛滋個案統計數字比其他國家低很多。從一九八四到二〇一六年，女性感染者一直僅占全部感染者的六％，而其中七十％的感染來源是異性間不安全性行為[4]。自二〇〇六年，政府推動孕婦愛滋篩檢，以減少先天愛滋感染的胎兒。篩檢後發現的帶原孕婦只要正確服藥，加上預防性的剖腹生產和給藥，可讓新生兒先天感染機會從四十五％降到五％以下，效益非常顯著。不過，可能因為異性戀女性很少意識到自己可能是感染者，在孕婦的第一次產檢抽血時，依照規定給孕婦填的「ＨＩＶ篩檢同意書」，幾乎所有孕婦都如例行公事一般簽了名。十多年來我只遇過不到五位，仔細問過「為何要篩檢」、「篩了會怎麼樣」、「如果不篩會怎麼樣」，所以可以想像，當篩檢結果呈現陽性時，她們會多震驚。

個案從苗栗來了，J帶她一起過來。一位個子高大、脂粉未施的中年女性，皮膚黝黑，在建築工地工作曬的，皮膚因日照風吹而粗糙乾燥。懷孕十七週。

孕婦愛滋篩檢一旦篩檢到陽性個案，婦產科醫師必須主動通報當地衛生局，並協助個案就醫，同時追查感染來源和其他可能感染者。不過，告知其他可能的性接觸或感染者告知，因為法規關係，如果個案不願意揭露自己的感染源或接觸者，這條線就會中斷。

這位孕婦已轉介給感染科醫師，也開始用藥控制病毒，疾病相關諮商也都完成了。我與她討論胎兒預後，「孕婦如果感染HIV不是不能繼續懷孕，重點是要好好服藥……。」

「我不打算生。」她直接打斷我。

「嗯，好。」她斬釘截鐵，沒打算聽我講的意思，那就直接進入終止妊娠的知情同意吧，

「你已婚嗎？」

「嗯。」她點頭。

4　資料來源：疾病管制署愛滋病統計資料。

根據優生保健法，有礙優生的傳染病[5]，可在孕婦與配偶同意之下，終止懷孕。「根據法令，要跟先生說明，然後一起來簽同意書終止懷孕喔。」我拿出說明書。

「一定要先生嗎？」她問。

「對，這是法律規定。除非先生生死不明或意識不清，不然已婚女性的終止妊娠，要配偶簽同意書。」這個規定嚴重違背女性身體自主權，但每次修法都會遇到傳統觀念和不相關團體阻礙。

她沉默。

「你先生還不知道你感染？」我突然驚覺。

點頭。

這真是醫學倫理課程的好例子。根據法令，不只是醫療人員，所有人都不能透露病人疾病隱私，愛滋感染者的法令尤其嚴格，因為如果一不小心透露病情，可能對病人權益有極大影響。所以不論是我、個管師或她的任何一位照顧醫護人員，都不能自己打電話給她老公說，「欸！你太太有愛滋喔，請你來檢查。」假設這位太太決定不主動告知，那老公就無從得知。但是，如果她在已知自己感染的情況下，沒有使用保護措施與老公進行性行為，她就違反了人類免疫缺乏病毒傳染防治及感染者權益保障條例第二十一條。

假如現在是單純的HIV感染議題也就算了，但卡在要終止妊娠，還是需要老公知情同意來簽同意書。

「你就跟我先生說小孩異常好了。」她這樣要求。

「胎兒是有感染風險，沒有異常，我不可以騙人。」我也有我的堅持。我不能違反優生保健法，也不能違反人類免疫缺乏病毒傳染防治及感染者權益保障條例，更不能偽造文書。

她陷入沉默。

J看到事情頗為複雜，趕忙出來說，「我再幫忙協調看看好了。」也好，畢竟我處理的是懷孕這一端，其他就交給個管師協調，我也只能被動等待。

再過了一週，J陪她來門診，老公還是不知道她感染的事。再談。再談。她還是決定妊娠中止，但不願意告知老公。這樣法律上行不通啊。再談。她很堅持，我們也沒辦法。

「根據法律，你如果不告訴先生，我們也不能跳過你。可是你要做人工流產的原因，就是因為感染啊，你不說，先生不來簽同意書，我要怎麼處理？」這段話我已經講了好幾次。

5 優生保健法立法時，「優生」一詞尚未引起與歧視態度相關的爭議。目前遺傳諮詢專業上，已經不再用「優生」一詞。

她沉默。

「你們就告訴他，我是後天自體免疫不全症候群就好了，其他的不要說。」沉默很久之後她提出的解決方法。

「那假設他聽不懂，問我這是什麼，以及為什麼胎兒要放棄呢？」事情通常沒那麼簡單啊，老公怎麼可能不追問？

「就不要跟他解釋，你們就說是後天自體免疫不全症候群就好。」很鴕鳥，但想出用這個拗口的學術名詞來閃避，也算她厲害。

問題是我們沒有道理幫她騙老公。法律規範上，我們不能對第三者透露任何她的病情，但也沒有幫她騙人的道理。儘管我知道，優生保健法要求人工流產一定要配偶同意這條規定，讓有些受暴婦女或生育意見與老公不同的婦女，造成了很多困擾。

她堅持只能講到「後天免疫不全症候群」，其他都不能講，也不能多解釋。個管師只好先帶她離開。

又這樣堅持了將近一週。終於這次，老公陪她來醫院了。我們以為已經溝通好了，結果她把老公留在診間門外，給我們的說法還是一樣，「我不要說我是感染愛滋。」

這樣我們要怎麼填終止妊娠同意書啊。

「已經拖了三週了，如果有別的可能，我一定會幫你，可是法律上我真的不能幫你騙先生啊！」這樣反覆，我懂她一定也很折磨，但再這樣耗下去不是辦法。

「我陪你一起跟先生講好嗎？不然你之後要治療什麼的，也不可能瞞一輩子啊！」個管師J建議她面對。我請門診護理師開一個空診間，讓J、她和老公在裡面慢慢談。

「林醫師，我們可以了。」一個小時之後，J來敲診間門。

老公臉色鐵青地，領頭走進門診，在「因感染風險，同意終止妊娠」的同意書上，重重簽下他的名字。她在老公身邊，兩個人沉默得像暴雨前的雲。

排定她入院進行終止妊娠的日期，我講解了藥物終止妊娠的情況、可能的不適、副作用、大約時程等注意事項。她和老公不發一語。拿了住院單和寫著「因感染HIV病毒有傳染胎兒之虞」的同意書副本，一前一後離開了診間。

她依照約定時間，默默來辦住院，用藥品協助將胚胎排出。從住院到出院，她老公都沒出現。

J也安排了她老公採檢，檢驗結果如我們猜測，是陰性。

女朋友

「醫師，我那邊摸到一顆一顆，怪怪的。」兩個女生一起走進診間，頭髮略短的那位坐在患者椅上，另一位長髮女生站著，身體半依偎著她。

「好，摸到多久了？」我問，「是一大顆，還是一粒一粒？」

「一粒一粒，小小的。」短髮女孩染了淡褐色頭髮，後來長出的黑髮長了，看起來像雙色雪糕。圓圓臉帶點雀斑，傻里傻氣的，很可愛。

長髮女孩單眼皮，秀氣的鵝蛋臉，瀏海有些厚重，顯得好像有個屋簷遮著，眼睛像是看不清楚特別瞇著似的。因為一站一坐，長髮女孩下半身剛好靠在短髮女孩身上，短髮女孩一手摟著長髮女孩的腿，頭順勢靠在長髮女孩的骨盆邊上。

好的，你們兩位的肢體動作清楚表達了你們的關係。

「會痛或癢嗎？」我問。

「不會欸。」短髮女孩回答。

「嗯……」這敘述很像菜花，可是，女同志很少見。

「有性經驗嗎？」還是先內診再說，我直接問。

「有。」短髮女孩回答。長髮女孩看著她，笑了。短髮女孩拍了一下長髮女孩的屁股。

「好啦，那來檢查一下。」我瞭解地笑笑。

短髮女孩走到診間內側的檢查室，護理師S指引她脫下下半身衣物，躺上內診檯。

「我進來喔。」掀開檢查室隔簾時，我出聲。這是我的習慣，避免病人因為躺著，視線無法看見我的行動而受到驚嚇。

「好。」短髮女孩回答。是仰躺姿勢的聲音。

我走進內診檯前，在診療椅坐下，面前就是她張開的下半身。

「我也要進去。」長髮女孩在簾子外，笑著說。

啊？

「你要進來喔？」通常是陪未成年女兒就診的媽媽，或是年紀太小無法與內診檯上媽媽分開的孩子，不然即使是病人的伴侶，我也很少讓他們進內診間。「你覺得呢？」我撥開與病人之間的布簾，問她。

「好啊。可以。」短髮女孩回答，稀鬆平常地。

「喔，好吧。你可以進來。」我轉頭跟長髮女孩說，「你可以站她旁邊。」示意她站的位置。

長髮女孩笑嘻嘻地靠在短髮女孩身邊，立刻牽起她的手。好吧，你們真是……在婦產科醫師面前顯示熱戀幹嘛啦。

長髮女孩這樣子，不像是特別要「監督」什麼，氣氛是輕鬆的。

「你摸到這邊有一顆一顆對不對？」我戴上手套，觸摸她會陰部靠後端的皮膚上的病灶。

「嗯……」她自己伸長左手，摸了一下，「對。」

「是有幾顆，不大，不過……」我抬頭看她，「這看起來蠻像菜花的欸。」

「是喔。」短髮女生沒有太過驚訝的語氣，但也沒有預期會有這個診斷的意思。

長髮女孩還是牽著短髮女孩的右手，甜滋滋的，瞇瞇的眼睛在大片瀏海下彎彎的。

「是不難處理啦，小小顆，我可以幫你打個局部麻醉，然後電燒燒掉。」我說。一般情況會請病人另外預約，在空腹後上全身麻醉處理，不過，她病灶不多，局部處置即可。

「電燒喔，會不會痛？」短髮女孩有點緊張了。

「打麻藥的時候刺下去比較痛。」這是之前病人給我的資訊，「燒的時候頂多覺得熱熱的。」

「這樣喔。」短髮女孩轉過頭看著長髮女孩，露出「你覺得咧？」的表情。

「燒一下好了。」長髮女孩說。

「好，燒一下好了。」短髮女孩回答我。

「好。」我喜歡速戰速決。

「用一c.c.空針抽xylocaine[6]給我。」我轉頭跟護理師S說，「然後備一個檢體罐。」

「好。」護理師S跟我的診很久了，很清楚我的習慣。

「我幫你燒掉，同時做個切片，確認一下是不是菜花。」我跟短髮女孩說。

「好。」短髮女孩說，「唉呦，有點緊張。」她帶點喜感，蠻有趣的。

長髮女孩還是握著短髮女孩的手，甜甜又調皮地笑著。「醫師，她怎麼會長這個？」

這問題好。我的菜花病人都是異性戀性行為被傳染的，我真的沒遇過女同志得菜花啊。

「這個通常是性行為傳染啦。」我小心地說。

「咦？可是我沒有啊？」長髮女孩好直接。

「你們兩人之外有別的性伴侶嗎？」我也就直接問了。

6 利多卡因，局部麻醉藥。

「沒有。」長髮女孩笑著，推推短髮女孩，「你呢？」

「沒有啊。」短髮女孩一副「你幹嘛鬧我」的樣子。

「抱歉問一下，你們以前各自有別的性伴侶嗎？男生的伴侶？」我問得有點尷尬，覺得冒犯。

「沒有。」長髮女孩很快回答，露出疑惑的表情搖頭。

「沒有。」短髮女孩一副「這種事情怎麼可能」的表情。

護理師S備好了器材。

「我要打麻藥囉，你會覺得被我刺一下喔。」我說，同時在病灶底下注射麻藥。一c.c.的空針其實是在以前沒有筆型胰島素注射器的年代，病人拿來自己打胰島素的用針，針頭很細，刺入皮膚時比較不那麼痛。書上沒有這種治療技巧，要自己慢慢摸索出來。

「嗯。」短髮女孩應了一聲，身體沒有太大反射動作。病人身體的反射動作可以作為疼痛情形的參考。

我先用組織剪取下一個小病灶，放進護理師S備好裝了福馬林的檢體罐裡，準備送到病理科做切片檢查。這種病毒感染後的小疣，其實很容易從皮膚上剝除，只會有少量出血，這也是性生活皮膚摩擦過程中容易感染的其中一個原因。

接著，用電燒將一個又一個小病灶燒掉，診間裡有一些不太好聞的烤肉味。

「好囉。」其實過程大概只有幾分鐘，「你這幾天都可以正常洗澡，只是燒過的地方會有點破皮的痛。」我說明。

「好。」短髮女孩大吐了一口氣，原來剛剛電燒時她幾乎不敢大力呼吸。

「嘻嘻。」長髮女孩拉著她笑。整個診療過程，好像對她來說頗有趣似的。

好啦，病人對看婦產科不感到恐懼，是好事。

短髮女孩穿好衣物，跟長髮女孩手牽手回到診療桌前。

「我開個藥膏，這幾天可以塗在燒過的地方。」我邊叮嚀，邊在電子病歷上鍵入診療發現和處置。

「好。」短髮女孩笑起來臉顯得更圓，加上雙色的頭髮，像顆帶甜味的栗子。

「好，那下週來看報告和追蹤傷口。」我預約了一週後的看診。

「醫師掰掰。」兩個人手牽手，笑嘻嘻離開。

「好喔，掰掰。」診斷出菜花這類性傳染病，最怕造成病人和伴侶之間不愉快，這兩位女孩倒沒什麼太大情緒衝擊，彷彿診斷出來不過是個小息肉似的。

一週後的病理報告顯示是菜花，短髮女孩和長髮女孩還是一臉疑惑說，「這到底哪來的感染啊？」老實說，我也很疑惑。雖說手的接觸也可能傳染人類乳頭病毒，但這種好發在生殖器的病毒，即使是手的傳播，也要從帶有大量病毒的生殖器帶到另一個人的生殖器啊。這兩個女孩，我也想不出到底她們是誰從別人那裡把病毒帶來的。不過，她們看來好好的，沒有互相猜忌或生氣，也就不用追究了吧，只是醫師我到現在還是很想知道答案就是了。

「我們」

「我的天！今天那個病人有夠誇張！」同學S從手術室下刀[7]回來，拉下的口罩還掛在下巴，衝進值班室對我們說。

這是實習第二年的大外科第一週。我們這一組九男一女，從什麼都不懂的超級菜實習醫師，一起經歷為期一年的各科訓練，養成了深厚的革命情感。

以前女醫學生不多，醫院也不太重視實習醫師權益，大家通常自己想辦法湊合著度過這段日子。外科值班室是一間很大的房間，除了幾張桌子，三張上下鋪鐵床並排在一起，作為休息用的床鋪，上面鋪著病房用的床單，反正髒了拿回病房一起送洗，也方便。

靠門邊的地方，用櫃子隔出窄窄的空間，剛好塞下一張單人鐵架床，櫃子和牆之間用圖釘掛上一塊布，保留一點點隱私——這個隔出來的小空間，就是給女實習醫師用的。我身為

7 進手術室開刀，稱為上刀；手術結束，稱為下刀。

全組唯一的生理女性，理論上由我優先使用，不過畢竟一組十人，每個人的呼叫器和電話輪流響著，或是難得偷空聚在一起聊天抱怨工作，會吵到前一天值班沒睡的人，所以組內男同學若想圖點清靜，也會躲到小空間補眠（其實在同一個空間裡，不管哪裡都一樣吵，只差窩在暗暗的小空間，感覺稍微有點隔離感）。醫師間常常有個說法，叫做「醫院裡女生當男生用，男生當畜生用」，意思就是，真的忙起來時，沒在跟你分男女的。有好幾次下刀回到值班室，一探占據小隔間的同學已睡到翻掉，我也乾脆跟其他男同學一起在並排的鐵床下鋪躺下，「累得只剩 vital sign[8] 了。」誰還在乎什麼男生女生。

「怎樣的病人？」今天我們幾個難得忙完手邊的工作，買了醫院樓下的糖炒栗子當點心，正在邊吃邊聊。

病人被送進急診室，原因是「發燒」。S剛好輪值外科急診，被學長叫過去幫忙。

四十多歲的男人，骨瘦如柴，頸部以下全癱。渾身散發非常嗆鼻的惡臭。

「我被他臭到完全沒辦法講話。」S從冰箱拿出飲料狂喝，忙了一整天，他又餓又渴。

「被臭到完全沒辦法講話是怎樣？全身充滿大便？」

「不是，他大腿全爛了。」S說。

「有沒有那麼誇張！」我們每個人都瞪著S，沒聽過這種的。

原來病人在一次意外中脊椎受傷，從此頸部以下全部癱瘓。原本靠太太照顧，但日子一久，太太或許累了，或許不知道怎麼辦，或許無法面對只剩頭能動的丈夫，越來越常往外跑，留下病人長時間單獨在家。

人的皮下組織有無數個神經接受器，能夠感受到皮膚組織所承受的壓力。正常情況下，當受壓時間長，人會無意識中變換姿勢以平均受壓部位，讓受壓力部位不要因長期壓迫而傷害組織。但是，脊椎損傷的病人，皮膚組織受到壓力的訊息無法透過神經傳達，也無法自主移動軀體，受壓力部位持續[9]受到壓迫，組織產生壞死，就成為俗稱的「褥瘡」。照顧癱瘓病人是非常辛苦的工作，必須定時幫病人翻動身體與肢體，避免同一個部位被壓迫太久。而常常出現褥瘡的部分，就是受身體壓力最大的一些地方，譬如臀部、尾骶骨處或髖骨股骨處。

病人進急診時，已經發燒到神智不清了。看得出來營養不良，非常瘦。剪開他的衣物檢查，發現瘦骨嶙峋的大腿整片紅腫潰爛，身體散發組織壞死的嗆鼻氣味。

這位四十多歲的男人，獨自在家，躺在床上，聞到自己身體漸漸爛掉的氣味，卻完全無

8 生理徵象，簡單來說就是呼吸、心跳、血壓。
9 這個「持續」只需要幾小時，就會出現皮膚發紅、輕微發炎的現象。

法動彈，是什麼樣的心情？

病人立刻被送進手術室進行清創手術。S剛好也輪到這檯手術擔任助手，他先負責抬著病人的腿方便學長進行術前消毒過程，接著參與清創手術。

「幹，臭到我眼睛根本睜不開，眼淚一直流。」S像是在抱怨，但語氣裡對這位病人的慘狀，充滿不捨。

第二天開始輪到我們幫這位病人換藥，我們都明白了什麼叫做「臭到眼睛睜不開」。

病人因很長時間右側躺，右側大腿從骨盆側股骨外側一直到膝蓋外側，組織全部壞死爛掉。學長在手術過程中很小心地打開皮膚，清掉化膿腐爛的組織，但從皮下組織到部分肌肉都爛了，皮膚也因為太瘦幾乎沒有多少皮下組織，清創手術之後，大腿外側總共有五個大洞。「那個五星聯合」，後來我們私下都這樣稱呼他。

清創手術無法把所有腐爛組織清除完畢，因此接下來要進行「濕敷換藥」，不縫合傷口，且要塞入經生理食鹽水潤濕的紗布，利用虹吸現象，把組織中化膿的滲液吸出到最外面的紗布，同時也可以在抽出紗布時，把剩餘的壞死組織帶出來。舉例來說，大約兩公分長、三公分深的傷口，濕敷換藥大概只需要五公分長、一．五公分寬的小紗布條；再大一點的傷口，例如十元硬幣範圍、兩公分深的傷口，也大約是一塊攤開來五乘五公分的小紗布就夠了。

這個病人的大腿傷口濕敷，一次要塞入三十八條攤開十乘十公分的潤濕大紗布，外面再用厚厚的超大紗布蓋起來。

剖腹產傷口每兩天換一次藥，一般外科傷口一天換一次藥，這個病人每隔六小時換一次藥，而且他每次換藥大約要四十分鐘：這簡直是實習醫師的惡夢。值班實習醫師會輪到晚上十一點和第二天早上五點的兩次換藥，如果半夜再遇上幾個急診病人，根本睡沒幾個小時，就要開始清晨的第一次換藥。沒睡飽已經睜不開眼睛了，那一大片還有腐爛組織的患處，依然散發出讓人眼睛張不開的嗆鼻氣味。我戴著兩層口罩，一邊打開外面蓋住的六大塊厚厚紗布，一邊因腐肉的刺激味而淚流個不停，眼鏡不斷起霧。

換藥必須保持無菌，所以要在病人身邊用消毒過的無菌單巾擺出無菌範圍，將換藥用的器械、棉籤、紗布，一一拆好，準備好，放在無菌單巾上。這些動作通常由實習醫師獨立完成，除非有困難才找護理師從旁協助。所以很快的，我們要自己建立起換藥的步驟順序：先戴上一般清潔手套，拆開蓋在傷口外面和內側吸了不少感染組織液的大紗布，接著用長鑷子將薄薄皮膚下沾滿膿、組織液和一些爛掉組織碎屑的大紗布，一條一條抽出來，而且不能忘記點數量，因為這個傷口真的太深太大，偶爾前一位換藥同學沒仔細點數，在自己班內換藥時，會從傷口最深處，拉出看得出放了十二小時，被膿染成黃色的一坨紗布。

接著，先拆開十九包三十八條新的乾淨大紗布，丟進換藥盆，倒入無菌的生理食鹽水，再戴上無菌手套，用兩支長鑷子，把大紗布逐一攤開，擰掉多餘水分，接著，用備好的棉籤沾消毒液，在殘破的皮膚和傷口內部消毒，然後，一一把濕紗布塞進那條只剩一層皮的右側大腿，最後蓋上厚大紗布，貼好固定繃帶。

病人不會痛，他頸部以下都沒知覺。

在多數人都還在睡覺的清晨，躺在病床上不發一語的病人，和被腐爛組織熏到張不開眼、還帶有睡意的實習醫師，彷彿那個空間裡沒有所謂的「人」，只有部分軀體和細菌在奮戰。我到底是在清洗一個人的傷口，還是在整理一座被廢棄的坑道？

病人因為太瘦弱、抵抗力太差，幾天之後因敗血症被送進加護病房。在加護病房換藥的好處，是護理人力相對比較足夠，護理師姊姊會來幫一些忙，也有器械可以多做一些處置。換了幾天藥，我對他的傷口熟悉了些，皮膚的手術開口下已經看不到肉，直接是骨頭。骨頭上有一些爛肉組織光靠濕敷換藥一直清不掉，我調來一組清創器械，拉把椅子就在病人床邊，把骨頭上的爛組織一點一點用組織剪和手術刀給清掉。

「我幫你把爛掉的組織清一下喔。」我知道病人對我在他身上做的這些動作沒有知覺，但我還是像對一般病人一樣跟他說明。

他默默點了頭，閉上眼躺著。我埋頭對付他的患處，那原本該是紅色血肉強壯韌帶的地方，剩下附著在骨頭外的米白色一坨一坨、死掉細胞的組織。

加護病房各床的生理監測器發出「滴滴滴」的聲音，偶爾某床心跳異常快或慢，或者血液中氧濃度不足，那滴滴聲會變快或慢，伴隨警示音噹噹響起。我一點一點清除死掉組織的這位病人，滴滴聲一直穩穩的，像他入院之後一樣，一直平靜躺著。

我不記得從病人入院之後，看過他的太太來病房。

隨著每六小時的換藥，加上抗生素、葡萄糖等必要營養輸液灌注，每次換藥抽出來的紗布沒那麼多膿液了，濕敷塞入的紗布數量也開始減少，不再覺得塞紗布進一個無底洞似的，表示他的皮膚與骨頭間，開始逐漸癒合起來。這是外科很吸引人的地方：好好清創、認真換藥，病人的身體會好起來給你看。

病人回到了一般單人病房。有天我去做每日基本檢查，推開門，小小的房間竄出溫暖且香的味道。

床邊多了一位看護，中年女性，大概一百六十多公分高，體格談不上壯碩，但也看得出是長年勞動的身型。病人看護是個很辛苦的工作，半夜需要配合病人狀況，有的要翻身、有的要抽痰、有的要灌食、有的要清尿袋、有的要換尿布。癱瘓病人的身體無法配合使力，看護要能夠抱或扛起病人的身體，還要擦澡、照顧身上各種管線、幫忙注意傷口、注意身體病情變化；有些病人必須計算水分平衡，看護得在每次進食前和排泄後，秤量體重，記錄給醫護人員。

那個年代還沒引入外籍看護工，多數病房看護由中年婦女擔任。中年婦女相對不容易找工作，有些專業技術或才能不多，做文書工作很困難，工地工作又太粗重，當時便利商店也還沒普及，加上服務業喜歡聘年輕女孩，所以中年婦女、尤其有沉重經濟壓力的中年女人，常常是很典型的病房看護工來源。「反正照顧人也照顧習慣了。」這句話有一種淡淡的無奈和辛酸。這些中年婦女從家庭中的無償照顧者，到因為各種家庭和經濟因素，轉而擔任有償照顧者，是醫院裡大家沒有多問，卻藏在每張陪病床上的女人的故事。

「換藥喔？」她看我進病房，主動站起來掀開病人的棉被，方便我檢查病人傷口和其他身體狀況。

「咦，煮什麼這麼香？」我問她。

「喔，醫師說他需要補充營養。」看護指了一下牆邊的小電鍋，燉著排骨湯。

「很好喔！多吃肉才好長肉。」我這才想起來，從住院到現在，沒注意過這病人到底吃些什麼。

或許因為小小病房中充滿了潮濕溫暖的排骨湯香氣，病人、看護和我，浮現從病人住院以來的首次微笑。

例行換藥改成每八小時一次，濕敷的紗布數量也慢慢減少。皮膚開口下方，我在加護病房把爛掉組織清掉的骨頭外部，開始有粉紅色的「肉」[10]長出來，腐爛組織的刺鼻臭味也已消失。每次到那間小小的單人病房，打開門就是食物的氣味襲來。最常是排骨湯，有時候是肉粥，有時候是燉雞。小電鍋在牆邊，發出噗滋噗滋的沸騰聲，散出潮濕溫暖的蒸氣。本來換藥時是被腐臭襲擊的，現在換藥時是被食物香味包圍。

病人的精神變好了，換藥時開始可以跟我們應答。有時候去查房或換藥，可以看到看護坐在病人床邊，剝水果餵病人吃，感覺得出在我們打開房門前，他們正開心地聊天，彷彿是我打擾了他們。

病人不再像剛住院時那樣枯瘦、奄奄一息，明顯看見他的皮膚比較有光澤，臉和身體都開始長肉。他不但開始說話，偶爾還會被我們逗笑。

連看護都胖了起來。她是二十四小時的看護，偶爾休假。除了她，我沒看過任何一個家

10 這個「肉」準確來說不是肌肉組織，因為多數已經壞死，長出來的是一些皮下軟組織，不過也算是一種「長肉」。

人來探病或照顧。病人的太太沒出現過，兄弟姊妹、小孩、父母或表親朋友也沒出現過。只有這位看護每天買排骨、水果，燉各種湯品，煮香噴噴的飯，把病人一點一點養出肉來。彷彿，她不是僱傭關係的病人看護，而是他的家人。

某天還發現，平常總是素顏的看護，稍稍畫了一點口紅。

實習醫師像候鳥，一科一科短暫停留，然後離開。但「五星聯合」的事情，是即使在大家被分到不同組別之後，如果等電梯時偶遇也照顧過他的同學，也會小小聊一下的話題。

約莫半年後的某一天，我到領藥處領一支特殊藥劑回急診室，看到一張面熟的臉孔，正確來說，是兩張面熟的臉孔。

「咦，是你喔！」竟然是那個「五星聯合」。他坐在輪椅上，身後一樣是那位看護。

他的模樣與住院時骨瘦如柴、槁木死灰的樣子，完全不同了。現在坐在輪椅上的他，跟一般全身癱瘓需要復健的病人，沒什麼太大差別，彷彿不過是例行來醫院復健拿藥而已。跟那個渾身散發腐爛組織氣味、敗血症到進加護病房，只剩一層皮，骨頭之間肉都爛光的病人，判若兩人。

看護推著他到我面前，「醫師，你看我們好很多了喔。」很多照顧者，常常跟被照顧者像是一體似的，用的主詞是「我們」，鼓勵病人時說「我們再努力一下」，要做檢查時說「我們現在要去照X光喔」，幫病人問醫師意見時說「我們覺得是不是可以不要吃這個藥了」。這樣站在同一陣線面對病魔，彷彿比較有力氣似的。

「傷口現在怎麼樣呢？」我很好奇。

「剩這樣。」看護拉開病人藍色條紋褲子側面，我們當時塞進三十八條大紗布的那支大腿上部開口，現在收口到剩下一個十元硬幣面積的淺淺凹洞，還是在做濕敷，不過只有一條近乾的小紗布塞在裡面。看得出來再換不到一個月的藥，傷口就可以完全癒合。

「你顧得真好！他都多虧你照顧。」我僭越了醫師的職權，說了內心話。

「我們謝謝這麼多位醫師照顧過我們啦！醫師，謝謝吶！」看護站在病人身後，握著輪椅手把，笑得很開心。病人沒說話，但是，也笑得很開心。

我只是一個幫他換了一個月藥的實習醫師。他的復原，除了那不知如何計數的紗布和醫療專業，應該還有那個「我們」。

背叛

「醫師，嗯……我那裡不太舒服。」她坐下來，害羞又困擾的表情。

會陰部的各種症狀其實還滿常讓人難以啟齒的。感冒時不會避諱跟同事說「我昨天打了一整天噴嚏」，但會陰部搔癢一整天，應該沒人會跟同事說「我陰道癢得不得了」吧。胯下的問題，很惱人又很尷尬啊。

「會癢還是分泌物多？」我直接幫她開頭。

「都有。」她看起來手腳都不知道怎麼擺，陰道癢到來看婦產科，大概讓她不太自在。

六十多歲的女人，灰白的短頭髮，簡簡單單的，沒有特別染燙。淡紫色紗質圍巾，米色長褲，乾淨素雅的氣質。

「更年期後會陰部皮膚比較乾燥，陰道也因為荷爾蒙降低，稍微比較萎縮，容易因為乾澀發癢，很常見啦。注意不要清潔太過度，不然會更不舒服喔！」我先安慰她，不讓她太困窘。「我們內診看一下好嗎？」

她點點頭，跟著護理師進到內診室。

會陰部果然皮膚發紅，陰道口看起來也是發炎的情況。「你很不舒服對不對？」

「對啊，我不舒服兩週了。」忍耐這麼久。

「分泌物很多喔。」我邊內診邊跟她說。鴨嘴撐開，有不少分泌物在陰道裡面。

「很癢，我以前沒這樣過。」她慢慢把症狀說給我聽。

「有沒有正常睡覺啊？」睡眠不足是陰道炎的常見原因。她看來不像需要過熬夜的生活。

「還好欸，睡眠都正常。」她回答。

「我幫你做個細菌培養。」分泌物不像典型的念珠菌，也不像典型的大腸桿菌感染[11]，她的症狀又持續那麼久，我想多做個檢查，排除掉特殊抗藥菌叢。陰道細菌培養檢查常被健保審查委員認為「沒有必要」而刪除，甚至加倍罰款。我有時候覺得很火，癢的不是健保審核委員，他們批評「沒有必要」可真是輕鬆啊。

內診結束，回到診間，我先開了陰道塞劑和止癢藥膏給她，並預約一週後回診。

幾天後，我的手機收到檢驗科傳來的特殊病情通報：「您的病人〇〇〇細菌培養報告顯

---

11 陰道不是無菌的，有一些常在菌叢，譬如念珠菌、大腸桿菌、葡萄球菌，只要身體免疫力正常，陰道有足夠乳酸菌叢保護時，就能維持平衡健康狀態。

示為淋病雙球菌。請儘速通知病人回診。」
呃……淋病屬於必須通報的第三級法定傳染病，主要傳染途徑是未有防護的性行為。
再過兩天，她回診。
「有好一點嗎？」上次給的塞劑是針對一般細菌性陰道炎的，無法治療淋病。不過藥膏有消炎和抗菌成分，應該會讓她症狀稍微好些。
「有好一點。」她微笑。
「細菌培養報告出來了。」我有點擔心她聽到報告的反應。
她點頭，認真盯著我手上的細菌報告。其實報告主要資訊都是英文，她應該是看不懂。
「培養報告出來，不是一般常見的細菌欸。」我指著報告單，緩緩跟她說，「是淋病。」
她愣住了。
「幸好我們有做細菌培養啦，我上週給你的抗生素是常見細菌用的廣效抗生素，對淋病雙球菌效果不佳。」我再指著報告單上的細菌與抗生素反應報告，「淋病有特定抗生素可以用，只要乖乖照時間服用完，就會好了。」我試圖提供正面的資訊。
她還是愣愣的。
「這是依規定要通報給地方衛生局的法定傳染病，所以喔，我們會報給衛生局喔。」她嚇呆了，我和護理師都有點尷尬。「你接到衛生局打電話，不要擔心，是我們必須通報讓他們追蹤，確定你和你的性伴侶都有治療。」

她微微點頭，表示都有聽到。

「這個……」我正要解釋性伴侶的部分。

「我怎麼會得到這個？」她自己開口了。

「這通常是從性伴侶傳染的。」我向來直說。

有些醫師為了不讓病人尷尬或想幫犯錯的男伴掩飾「犯行」，會給一些很奇怪的說法，什麼「上廁所沾到的」、「泡溫泉感染的」，但不讓女人知道性傳染病來自於她的性伴侶，她們要怎麼保護自己？

細菌和病毒離開人體之後，除非一直在潮濕環境下，加上適當溫度，而且細菌或病毒量超大，然後生殖器還「準確地」在有病毒或細菌的分泌物處「直接接觸」，也就是說，前一個使用浴缸或馬桶坐墊的女人帶菌，她用她的生殖器在馬桶坐墊上磨蹭，然後下 個使用者不管馬桶坐墊還是濕的，就急呼呼地立刻坐上去同一個位置，還在同一個位置磨蹭，不然實在很難解釋怎麼從馬桶感染。我常常問病人，你會陰部緊貼馬桶坐墊，要怎麼尿尿啊？跟馬桶坐墊接觸的是你的大腿，細菌不會自己從大腿「爬」進陰道好嗎？

「你和先生還有性生活嗎？」我這樣問好像怪怪的，因為照理說不該低估生育年齡之後的性。不過，不管是臨床或社會上，我們也真的太少討論中高齡者的性了。

「有。」她點頭，臉色很難看。

「這個因為是性傳染，通常都來自你們之外的性伴侶。」我講得保守。她看起來不像是有老公之外的性伴侶，感染來自老公的可能性比較高。

「我先生……是臺商。」她很勉強地擠出這句話，「他上次回來……」

不是我要汙名臺商，可是，婦產科診間裡只要聽見病人說出「先生是臺商」這句話，通常充滿了在臺太太的反覆擔憂和不安，最後也常常在看診時證實了她們的某些擔憂。

「好，那先生也必須治療。他現在在臺灣嗎？」我說回疾病處理。

「他……剛回去……沒……沒多久。」她很艱難地回答。

「好，那等他回來之後，要他到泌尿科治療。」我和護理師都感受到她的難堪和痛苦。

「……好。」她回到家大概會崩潰。

「唉，我知道先生出國工作，太太很難不擔心。建議你，與其擔心又冒風險，不如跟先生講白了，在他行李箱放保險套。真要做壞事，好歹不要帶病回來。」真的，在臨床類似案例我看多了。「錢有回來，人沒帶病回來，或者沒有多出來認祖歸宗的，就好了。」我拍拍她。

她咬著牙，說不出話來。

「來，我跟你講一下藥要怎麼吃。」我還是得拉她面對現實。

她默默聽我講解，默默接下護理師給她的領藥單張。低著頭，離開診間。

護理師給我一個「男人真是混蛋」的表情，彼此嘆口氣，為病人的處境搖搖頭。然後，按下一個叫號鈴。

三個月後，她又出現在門診。

「醫師……我那邊好像……長了一顆一顆的。」她又是那難以啟齒的表情。不過，可能因為對我的信任，她比較沒有第一次看診時那麼拘謹。

「會不會癢？」

搖頭。

嘖嘖，我已經大概猜出是什麼診斷了。「好，我們內診看一下喔。」

「好。」她很快走進內診間，很想趕快面對現實的模樣。

「呃……這個……像菜花欸。」在陰道口散布著幾個小病灶。菜花跟淋病一樣，主要來自性行為傳染。

她躺在內診檯上，嘆了一口氣。

「範圍不大，我幫你打局部麻藥，直接電燒掉，好嗎？」我不想讓她多面對問題好幾天。

「好。」她又嘆了一口氣。

處理完，我開藥膏給她，同時預約回診。

「上次那個感染，先生回來治療了嗎？」我問。

「嗯，有去拿藥了。」她隱約帶著憤怒，「我這兩個，都是他傳染給我的吧？」

「可能性很高。淋病在臺灣不常見了，來源通常是性交易一類的途徑。菜花的話，當然不排除你們之一很早很早以前就從某位前任性伴侶的前任性伴侶帶來病毒，加上最近你抵抗力差而發作的可能。不過如果幾十年來，你們都單一性伴侶，到現在才發病的可能性就不高，也就是說，外來感染的機會還是比較高一點。」話不好講得太武斷，不過我想大家都心知肚明，是老公從別的地方把這些帶回來傳染給她的。

「嗯。」她沒再多說。我約她一週後回來追蹤傷口。

一週後傷口癒合良好，我解釋了菜花復發的可能性和基本保健。

她終於憋不住，哭了，「林醫師，我一輩子潔身自愛，當個好媽媽、好太太，結果這把年紀了，竟然得了兩種性病！」

護理師趕忙把整包抽取式衛生紙遞給她。

「我有問他，他在中國做了什麼？」她邊哭邊說。我跟護理師都沒說話，我輕輕伸手撫撫她的背。

「他竟然說，那邊妹子那麼漂亮，哪會想戴保險套！」她像是用盡力氣吐出一口什麼噁心又巨大的東西，語畢，脊椎像是被抽走了一樣，整個頭都垂下來，原本挺直的背脊也垮下來。

「也太過分了吧！」我和護理師很難不同理她，跟她一起同仇敵愾。

「我家兒子和女兒聽到他這樣，也都氣得不得了。現在全家都不跟他講話。」她其實很氣，但又有一絲心疼多年老伴被全家討厭的感覺。

「這樣的事情，對他們年輕小朋友來說一定很難接受的。」年輕孩子還不知道背叛與自私，其實是婚姻的常態啊。

「我真的好氣好氣，而且我覺得好丟臉！」她嗚嗚地哭。揑皺的衛生紙摀住了半張臉。

「不是你的錯啦。」護理師趕忙安慰她。

「對啊，不戴保險套害老婆感染，還理直氣壯，他真的很混蛋。」醫師罵人通常比較會被接受，這角色我來當。

「我根本沒辦法好好睡覺，可以給我安眠藥嗎？」她真的受到很大的衝擊。老實說，換作任何女人，在她這樣的處境，怎麼可能心平氣和。

「我懂。這陣子不好過，我們可以用藥幫忙一下。」我挑了幫助穩定情緒用的藥品，希望讓她稍微好睡和放鬆一些。「但是不可能長期靠藥品喔，你還是得自己想開一點。」

「好。」她像個傷心的孩子似的。唉，我在心裡嘆了好幾口氣。

「我建議，我們驗一下愛滋病和梅毒好嗎？目前看起來不像有這些感染，不過，既然先生也承認有不安全的性行為，我們還是確認一下比較好。」即使專業上考慮到其他性傳染病是應該的，但看她這麼難過，實在很怕給她更大衝擊，提出這個建議也讓我心裡很折騰。

她愣了一下，大概還沒思考過竟然還有其他疾病的可能，眼淚又從她眼眶裡嘩啦流下來。

「好。」一個「良家婦女」面對「驗性病」的建議，這回答實在太痛了。

「只是保險起見，不要想太多，真的。」其實醫師不應該跟病人掛這種保證，但我真的很怕她承受不住。

「嗯。」她點頭，吸了一下鼻子，「我驗。」

我低頭快速開了檢查單，不忍心再看她那張悲傷的臉。

數十年的信任被醜陋地背叛，而且還帶來這麼真實又屈辱的後果，這種痛，哪個女人受得了？

第三胎

「醫師好。」診間的防火門非常重，女人把門撐著，先讓男孩進診間，她再進來，轉過身把門輕輕帶上。

男孩瘦瘦的，跟其他學齡孩子一樣，有體育課和朝會太陽曬出來的褐色皮膚，並不非常黝黑，不是整天在外玩而曬出來的。理得短短的學生小平頭，長度到膝蓋的短褲，長相很清秀，眉宇之間有一種淡淡的英氣。

女人也瘦，淡褐色的膚色，不是戶外工作者，是早上要上市場、放學要接孩子，並不特別防曬的那種，手上拿著一本孕婦手冊。

「你來產檢？」我直接問。

「是啊，我十六週了，診所醫師說我高齡，最好是做羊水檢查看看，不少人推薦我來找你。」對一下門診病歷，三十八歲，嗯，高齡沒錯。

「是喔，我有江湖素稱林一針的稱號，他們沒介紹錯。」看著她和可愛的男孩，我開了個玩笑，「我跟我們超音波室技術員合作十年，技術上你放心。」

她笑開了。鵝蛋臉，及肩的黑色長髮簡單用橡皮筋束在腦後。她和男孩的衣著都很樸實，洗得乾淨、晾得平整的舊衣服。

「來，我要一些你的基本病史喔，你這是第幾胎？最後一次月經何時？之前是自然產還是剖腹產？有沒有流產或早產記錄？」我轉頭盯著電腦螢幕，準備一一輸入記錄。

病人常常抱怨臺灣的醫師「看電腦螢幕的時間比看我還多」、「沒跟我講幾句話一直在打電腦」，這倒是事實，但這是因為一方面沒好好落實分級醫療，大醫院動輒一節門診六、七十人，就算醫師從早上九點開診，中午不吃飯看到下午兩點，每位病人平均只輪得到六分鐘，有時再被病況複雜的病人占據時間，看診時間只能縮更短。常有病人抱怨等很久，其實，當門外滿滿候診，診間內的醫護人員壓力比誰都大。

「我這是第三胎，前兩個都剖腹產。」她輕輕撫著下腹說。

「喔，所以這個是老大？」我朝著英氣的男孩笑了一下，「你幾年級？」

「五年級。」他輕聲回答我，不特別調皮，也不顯得害羞，是個穩重的男孩。

「你陪媽媽來產檢喔？真不錯！」我一直覺得男孩陪媽媽買菜或辦事，是很美好的。尤其國小中年級以後的孩子，通常都排斥跟父母出門。

他害羞地笑笑，瞅了他媽媽一眼。

「是啊，都他陪我。」媽媽有點得意，又有點欣慰的語氣。

先做基本檢查，確認週數和懷孕情況。整體來說不錯，畢竟是第三胎，她顯得很從容。

「有跟先生先討論過抽羊水的事嗎？」通常第二胎以後就少有陪著產檢的老公了，第三胎老公沒有一起來，滿合乎常情。

「沒辦法跟他討論欸。」她平靜地說，「他不見了。」

「啊？」

「嗯，他不見了。」她再說一次，我沒聽錯。

「不見是什麼意思？」不是出國、不是生病、不是死亡，是「不見了」。

「他不想要第三胎。」她還是很平靜的表情和語氣。

「啊？」

「他說他不要第三胎，可是我想生下來，然後他就離家出走了。」她說得好像這是一件稀鬆平常的事。

「你先生怎麼這麼任性！」我真的傻眼。

她淡淡地笑了一下，沒說話。眼角和嘴角因笑而冒出一些紋路。

「他就這樣不見了？」我難以置信。

「嗯。」大概已經釋懷，或是覺得也無力改變，她沒有一點要抱怨或訴苦的意思。

「你們的生活可以吧？」我或許過度擔心了，她看起來不是很富裕，不過也不像生活過不下去。

她大概已習慣別人聽到這件事的反應，微笑看著我，點頭說，「ＯＫ的。」

「他不要第三胎，那就不要讓你懷孕啊……。」我邊準備進行遺傳諮詢的紙本資料，一邊碎碎唸。畢竟旁邊還有小孩子，某些話不方便說。

看她情緒穩穩的，我也就不多糾結，向她說明染色體檢查的目的和預期結果，她靜靜地聽，很乾脆地決定一些檢查，也把下次檢查時間約好。能夠獨自帶著兩個孩子，肚子裡還有一個，果然需要很俐落的個性才能把生活安排妥當。

五年級男孩都沒說話，看不出他對於「爸爸離家出走不見了」有什麼想法。

羊膜穿刺染色體採樣檢查也是兒子陪她來。檢查做完，我開了預防性的安胎藥，還有下次的產檢預約單，叮嚀五年級男孩，「麻煩你去轉角那裡批價喔，然後到一樓領藥，上來後去飲水機倒杯水，給媽媽吃藥，可以嗎？媽媽到諮詢室旁邊的休息室休息一下。」男孩一口答應，護理師把單據交給他，再一張一張說明交代。他領著單據穩穩地去把事情辦好了。

很懂事的男孩。或許這個可靠的兒子跟任性的老公比起來，兒子反而讓她輕鬆一些吧。

後一次產檢還是男孩陪她來看報告。

「欸，你喜歡弟弟還是妹妹？」染色體報告確定了性別，我逗他。

「我覺得都好。」男孩的表情，好像在回答「雞蛋的主要營養是蛋白質」一樣，帶著「事情就是如此」的嚴肅。

「你很棒欸，是媽媽的好幫手喔。」我想肯定一下他。

他微微笑了一下，輕輕靠向媽媽，但是不改他「這本來就是我的事」的神情。

「是啊，他很棒。」她是不吝於稱讚孩子的母親，這很重要。

是個懂事的孩子。可是他也犧牲了某些可以天真或耍賴的特權吧。

我讓她在診間檢查床躺下，用超音波檢查胎兒發育情況。男孩站在床邊一起看。「這是鼻子，這是手指頭。」我特別慢慢地多說一些，男孩很認真地盯著螢幕，聽著。這孩子長大以後會不會也成為一位婦產科醫師呢？

接下來的產檢他就沒跟了。「開學啦。」媽媽說，「他說想請假跟著來，我沒答應他。」

週數大了，她開始抱著肚子走路了。腹部肌肉因為前幾次懷孕被撐開，會覺得肚子大得特別快，而且下垂感很重。

「你可以買個托腹帶把肚子稍微托住，這樣比較不會腰痠，也比較不會覺得肚子沉。」我在她肚子上比劃，「當然，如果你用手往上抱也可以，只是用托腹帶托起來，你可以空出雙手做事。」

「好。」仍然是個從容的孕婦。

二十八週之後是第三孕期，胎兒體重超過一公斤，懷孕的不舒服開始越來越嚴重，睡眠品質變差、下肢容易水腫、抽筋、覺得喘。

「還好嗎？」每次產檢我都這樣問她。

「還好。」她胖得不多，胎兒發育正常。若非是她獨立承擔和照顧一個家庭，她其實是個很讓人安心的孕婦。

因為前兩胎剖腹產，這胎在足月後預定了住院和剖腹產時程。除了手術同意書理論上要老公簽名，為了預防某些不可預料因素，以及新生兒娩出後有不少需要辦的手續，醫院通常希望手術時有個家屬在手術室外等候。加上剖腹產手術之後有一、兩天行動上比較不方便，有個幫手比較不那麼辛苦，我請她找個家屬來陪伴。

但她那不見了的老公，到她即將分娩時都沒有一點消息。怎麼有男人可以把自己建立的家庭、自己的妻子、自己的孩子放在一邊，就這樣避不見面？或許因為朝夕相處，她對老公的個性很熟悉吧，她顯得很釋懷，好像自己就是面對一切的單親媽媽。她真的比我看得開，每次門診產檢時，我都想著，開門時會不會看見老公陪她一道來產檢。她照預約時程來住院，她自己的母親，孩子的外婆，陪著她。她的母親氣質跟她有點像，灰白略捲的短髮，不太說話，一一簽署同意書，拿著護理站給的單子去醫療用品店買了手術後要用的產後護墊等等物品。

剖腹產後的那天晚上，我回醫院接生，順道繞到病房去看看她。男孩在床邊陪著她，還有一個大概五歲的小女孩。新生嬰兒在病床邊的嬰兒床上，睡得沉沉的，不知道這孩子五官像不像那個連看都不來看她一眼的爸爸？

父權社會在意的「進了某家的門，拜的就是某家的祖宗，死就是某家的鬼」、「不孝有三無後為大」、「夫為妻之天」，把婚姻講得充滿責任與義務，要求女人順從老公、持家生育。但我看到的，多數是女人的原生家庭在協助這個「別人家的姓」的女人，和她的孩子們。因為失意、大志難伸而一蹶不振、躲避一切的，常常是家中那個「一家之主」。女人為了孩子和家庭，願意承擔經濟和家庭照護，即使再低階、再低薪的工作，咬牙也堅持做下去。同時她還要「顧慮男人的面子」，要讓「男人有他的尊嚴」。

女人其實比自己所知道的、社會刻板印象所以為的，堅強多了。

驗傷

「我這邊急診檢傷，有一個要驗處女膜的。」冷得要命的寒流天深夜，接到這種電話真的讓人有夠火大。臺灣的醫院裡沒有暖氣，長年是固定溫度的空調，夏天相對舒服，但冬天時，穿著單薄的值班工作服，加上急診敞開的大門，越靠近急診室越冷到發抖。

「又來了。」一個多小時前才剛陪學姊W接生，寫完病歷，處理完產後照顧醫囑，竟然接著是這種主訴。「這種事情不能白天門診來嗎。」我一邊碎碎唸，一邊套上住院醫師短袍。

二十年前，我還是住院醫師，那時「性侵」屬於「告訴乃論」，而且可以「和解」，所以，這種「急診」常常被當作一種「工具」。

急診室的簡略候診區其實不是隱私很周全的環境，護理師已經盡量把病人和家屬帶到最裡面，避開外頭吊點滴和縫傷口的病人群。

「我是總醫師林醫師，現在是什麼問題？」職稱「總醫師」有一個特別的好處，病人和家屬其實不懂「總醫師」的完整名稱是「總住院醫師」，也就是類似「所有住院醫師的總管」，其實在醫院裡，層級不及最資淺的主治醫師，但是聽到「總」這個字，就好像層級很高，病人或家屬都會比較願意信任。

坐得直挺挺的女生，清純的鵝蛋臉，短髮又黑又直，沒有打薄與層次，學生妹妹頭。這年齡少見沒有青春痘的光滑皮膚，面無表情。幸好她面無表情，我比較怕遇到哭哭啼啼的。

不意外的，她身邊是一個氣急敗壞的中年女人。在寒流天冷冰冰的急診室，她像一團火似的站著，彷彿身體發出了滋滋的燃燒聲。

「我們要檢查處女膜。」女人說，語氣像是「駕照我看一下」那樣理所當然又直接了當。

我真的替那個女生感到困窘。

「先講清楚，怎麼回事。」老實說我難以掩飾我的臭臉。三更半夜，驗什麼處女膜啦。

果然是老掉牙的故事——十五歲的女生，交了男朋友，到男方家待到深夜，被女生家長「抓到」。拷問半天無法確定是否有性交行為，連家都還沒回，直接帶來急診室「驗處女膜」。

「你們要告性侵嗎？」我直接問。進入性侵程序的話有制式特定採樣程序要處理。

「我要跟她爸爸討論看看再決定。」媽媽氣噗噗的，雙手抱胸，一臉「我們一定會給那小子教訓」的堅決表情。

那個十五歲女生還是面無表情。她還穿著學校制服，白淨的襯衫，及膝黑色百褶裙。

「所以？」我很難掩飾我的不耐煩。這過程真的對女孩很折磨。

「所以先檢查處女膜，我們再決定。」媽媽頭抬得高高的，好似把我們的專業和急診服務當成查詢理賠成數的行為。

「媽媽，你知道，我們只能告訴你是否有新或舊的裂傷。」我也板著臉，「不可能是一個膜有沒有洞這種的。」

我非常討厭對所謂「膜」的誤解，要不要試著讓男生用生殖器戳保鮮膜看看？或者以為處女膜是夜市撈金魚的紙網嗎？

「嗯……反正就是驗傷啦。」媽媽大概沒想過她所謂的「驗處女膜」是怎麼「驗」，對於我的說明，愣了一下。

「我會。你不要急。」我一直用眼角餘光注意著女孩，她坐著，面無表情。「這樣的事情對年輕的孩子，可能是一些試探。大人不要把性的探索連結到絕對的罪惡，甚至帶給她羞恥感，這對她心理上不太好，對未來也不太好。」我忍不住壓低了一點音量，跟媽媽說。

她還是氣得像一碰就會燙傷的火紅木炭，朝我看，一副「你到底在囉唆什麼」的表情。

「妹妹，我是林醫師，等一下要幫你內診，可以嗎？」我轉身過去，正視著女孩問。

「嗯。」她點頭。

「你知道什麼是內診嗎？」我不相信十五歲女生會知道那是什麼。

她搖搖頭。畢竟還是個學生而已。

「等一下護理師姊姊會請你把內褲脫掉，躺在床上面，我幫你檢查一下陰道。」我盡量語氣中性一些，不要讓她緊張，「我要做什麼會先跟你說，不會痛，好嗎？」

「好。」她答，很輕的聲音。

媽媽在旁邊看著，眼神像是濺落的星火，燙人的。

護理師C在急診好幾年了，這種狀況她見過不少，她不露痕跡地嘆口氣，「來，妹妹，我們到裡面，先脫內褲。」她也盡量語氣溫柔，怕嚇到女孩。

她乖乖跟著起身。鼓脹的書包和裝著參考書的補習班提袋，留在候診椅旁。看起來比它們的小主人還要害怕縮瑟。

「好了嗎？」我走進內診室，出聲問。

「好囉。」護理師C回答。

掀開遮簾，她躺在內診檯上，黑色百褶裙撩到腰下，露出潔白皮膚的下半身。可能因為天氣冷，也因為緊張，她大腿微微發抖。雖說已經是青春期發育完成的生殖年齡女性，但還不是完全成熟，略顯稀疏的陰毛，還沒寬起來的骨盆。

「林醫師要看一下你陰道外面，陰唇這邊喔。」我戴上橡膠手套，輕輕拍拍她大腿內側。

「好。」她躺著。

我的手套接觸到她的小陰唇，她略略驚嚇，身體縮了一下。

「不要緊張，不會痛。」我朝她喊了一下。

「好。」她乖乖躺著，不敢動。

「我要稍微翻開你的陰唇，檢查一下陰道口。」因為不是性侵驗傷程序，不需做陰道內的精液採樣，只需翻開陰道口，檢查媽媽想知道的「處女膜」。

她沒回答。什麼是陰道和陰唇，這個年齡的健康教育課應該教過了，但一百個臺灣女孩，大概不到一個真的看過自己的外陰吧，到頭來我們還是沒讓女人瞭解自己的身體。

我輕輕撥開她的小陰唇，護理師C幫忙調整了一下檢查燈。

所謂的處女膜，英文是hymen ring，意為「環」，但中文稱為「膜」，導致民眾誤解那是一片覆蓋在陰道口的「膜」，但它其實是在陰道入口大約一公分處，大約〇．二到〇．三公分的一圈薄組織。

一部分的陰道發育來自於合併與膨起的穆勒氏管，由骨盆內部形成子宮、子宮頸和陰道，一部分來自所謂「泌尿生殖竇」的朝內凹陷，「處女膜」就好像內外挖掘的隧道中央貫通了之後，沒有完全清掉的那圈牆壁。沒錯，就是一圈薄薄的組織。而這個貫通的隧道，有時是平滑地貫通了一個圓開口，僅留一小圈，像古時候門廳的裝飾，有時是簡單地貫通了幾個像篩網的開口。而殘存沒有「敲乾淨」的那些部分，多數在第一次性行為生殖器置入時造成一到兩個撕裂，但也有些會因為自身動作先行裂開，更有些彈性甚好，生過兩胎依然維持圓滑的那圈「門廊」。反之，如果陰道口真的有一層膜，是稱為「陰道閉鎖」的異常狀況，會造成青春期月經來潮後經血出不來，需要手術打開。

這女孩，在這個寒流天的晚上，被媽媽帶來急診室，脫褲子躺在檢查床上，給兩個素昧平生的醫護姊姊，盯著她那圈「陰道貫通過程的殘存組織」看。

檢查完成，是有兩個小小的舊撕裂痕跡。

「好，我們檢查完囉。」我輕輕拍了一下她的膝蓋，起身。

「妹妹你可以把內褲穿起來了。」護理師C幫忙把內診床的椅背搖高，讓她較容易起身。

她默默起來，穿好底褲，轉身拉好她的白襯衫。

急診室有各式器官圖樣章，我在急診病歷蓋上女性外陰圖，在陰道處劃一圈處女膜示意，記錄下兩個小的舊撕裂痕，同時寫下診斷：「外陰正常，無外傷，處女膜陳舊撕裂傷。」

同樣的，寫一份中文診斷書給媽媽。

「媽媽，我們只能寫看到的狀況。至於那個狀況怎麼形成的，是騎腳踏車、劇烈運動或性接觸導致，醫師是無法判斷的。」我補充，一手遞過診斷書，「麻煩去批價蓋印。」

這媽媽似乎怒氣稍微消退一些。她沒有聽到我說出任何她預期會聽見的詞，可是也沒有得到她比較想要的答案，或許她只是暫時被我的診斷用語給干擾了。

診療桌旁剩下我和女孩。

她沒有掉眼淚，也沒有受辱或被責罵的情緒，靜靜坐著。跟她進入急診室時一樣，白淨的臉，滑順的直短髮，如同她整齊的白制服襯衫和黑色百褶裙。

「妹妹，現在趁你媽媽不在，林醫師有事情要跟你談談。」我掛心著。

她點點頭。

「你們有沒有避孕？」我直接問。

「有。」她回答，毫不猶豫，沒有任何忐忑或遮掩。

「怎麼避孕？」我再追問。

「他戴保險套，我吃避孕藥。」她有條不紊地回答我。

「你知道怎麼吃避孕藥嗎？」我其實有點訝異她和男友如此成熟的準備。

「知道。連續吃二十一顆，休息七天。」她口齒清楚地，像回答健康教育課小考，「我在一個月前就準備了。」她補充。

她非常清楚要保護自己，也清楚知道自己要有性生活。

「你很棒。」我衷心地稱讚她。

她略睜大了眼睛，盯著我看。她身邊大概沒有任何成人，聽到她「對性行為事先準備好」會這樣直接給予肯定吧。但是，難道不該這樣嗎？就連我門診裡的許多成年甚至熟齡女人，都沒有像她這樣，把性和避孕，像預習功課一樣，謹慎地、負責任地準備起來。

她的母親批完價就會回來，我沒有太多時間跟她聊。

「你們的避孕方式是正確的。在你們還沒有要生孩子之前，都要好好避孕。」我很嚴肅地叮嚀。

「好。」她顯露的樣子，比剛剛著火似的母親成熟許多。

「可是你的年齡，還是屬於爸媽監護的，也就是說，他們有權管你的身體。」我說。

她點點頭。

「我不知道之後會怎麼樣。你們再忍耐幾年，成年後就真的能自主了，好嗎？」我也不知道可以怎麼幫忙，畢竟很少有父母可以正面看待或承認「孩子」有性的需求或欲望。

「嗯。」她點頭。

我輕輕拍拍她的背。

她一直都坐得直挺挺的，像她面對自己，那麼直接。

重拾的幸福

「嗨，醫師。」隨著燈號的叮咚聲，她開門探出頭來。

「欸，是你啊！」看到一張熟悉的臉，我很開心。

她略低頭，走進診間，轉身輕輕關上門。她有一張很美的鵝蛋臉，皮膚白，紮起來的長髮露出漂亮的美人尖。身形也美，一雙長腿、體格勻稱，很優雅的女人味。兩年前她初次就診，來產檢一直到足月，她都沒有因為懷孕而顯得狼狽或是憔悴過；而且，懷孕過程她的體重一直是穩定而節制地增加，到了足月只增加十一公斤。胎兒體重標準、母體體重標準，在很容易因為懷孕而飲食失控的臺灣女性來說，很難得。

之前產檢時她老公多半有陪同，也是高個子，筆挺的襯衫和西裝褲，高階主管的類型。兩人都客客氣氣、很配合醫囑，也不亂吃保健品，聽檢查報告和孕程進展時都很進入狀況，也好溝通。這一對讓人喜愛的夫妻，開開心心地產檢，順順利利地分娩，老公也陪她練習給孩子餵奶。所有婦產科醫師看著這個家庭的幸福，一定都會覺得自己有幸能夠陪伴他們這重要的時刻。

她坐在診療桌邊，還是那張很美的鵝蛋臉，淡淡的妝，只是憔悴了點。也是，帶孩子其實非常累的。

「醫師，我最快何時可以懷孕？」她開口。

「喔，想要生第二胎囉？很好啊，你這樣兩個孩子間隔兩歲多，很適當。」我在腦袋裡盤算她如果懷孕之後的時程，「可以啦，你只要不會覺得太累，隨時可以懷孕。」

「那你可以幫我，讓我快點懷孕嗎？」她突然急切起來。

「咦？怎麼這麼急？」我笑著逗她，覺得有點怪。

「因為我的孩子死了！」話語一落，她的眼淚也掉下來。

天啊！怎麼會！我和門診護理師都嚇呆了。

「九個月大的時候，保姆通知我們說寶寶有問題……」她哭著，幾乎喘不過氣來，「我們趕到醫院的時候，已經死了，救不回來了。」眼淚像打開的水龍頭，她彎下腰，嚎啕大哭。

我和護理師都說不出話來。護理師遞面紙給她，我環著她的肩，輕輕拍著，這真的完全只能陪她哭啊。

「怎麼會這樣呢？」待她稍微緩下來，我問。

「醫院說不知道為什麼。總之我們到醫院的時候他就已經死了，身體都黑了。」她全身發抖，臉色蒼白。

「什麼時候的事？」我盤算一下，她分娩一陣子有了。

「三個月前。」她聲音低微，眼睛腫了。難怪她顯得憔悴，原來不是因為帶孩子累。

「天啊，你這幾個月怎麼過的。」我真的很心疼。

「我每天哭。」她忍耐著想恢復平靜，可是被我這一問，眼眶又紅了。

「唉。」我說不出任何安慰的話了。

「所以林醫師，你要幫我，我想快點懷孕。」她抬起頭，盯著我。

我對於剛剛跟她開玩笑覺得好抱歉，她的傷痛極重。「先生呢？」我突然想到那抱著新生兒笑得合不攏嘴的新手爸爸，「你想再懷孕，先生怎麼說？」

「他說好。」她還是用不失優雅的姿勢抹乾眼淚。

「你先生應該也很難過。」我問。

「他很難過。」她說，「可是他都沒有哭。我知道他在硬撐。」

遭遇這種變故，是夫妻和家庭關係很大的衝擊，如果處理不好，會崩毀的。

「他看你這麼難過，必須要硬撐起來，也是沒錯。」我拍拍她的手，「可是，他不能一直壓著，這樣久了也不好。你們有談過嗎？」

「沒有。我知道他很難過，可是我們沒有談。」她鎮定下來。

「我知道很難，可是，陪他聊聊，讓他好好哭一哭。」悲傷情緒不見得一定要哭，但是夫妻互相好好抒發情緒，是需要的。「你陪陪他，鼓勵他把情緒發洩出來，你們要一起度過這個情緒。」

「好。」她點頭。

「你們想要快點懷孕我可以理解，我也可以幫忙，我可以幫你算時間給排卵藥。但是，有一件事非常重要，我希望你們先想清楚。」

「好。」她認真坐直了身子，專心盯著我。

「你們的第二個孩子，跟哥哥是不一樣的個體。」我很嚴肅，這是我很在意的事。「哥哥再好，跟你們的緣分就是那九個月。接下來的孩子，你們千萬不要當成是哥哥的替代品，不要想成是把哥哥生回來，那對第二個孩子是非常不公平的。」

她點頭。

「不可以想著為了把哥哥生回來而懷孕，你們可以快點迎接第二個孩子，但那就是第二個孩子，你們要給他一樣的愛，但不要是加倍過度的愛。」我覺得必須說清楚，「你回家跟先生好好談一下，你們兩個都覺得可以了，對哥哥的傷心跟對第二個孩子的期待分清楚了，來找我，我給你排卵藥，算排卵日，讓你快點懷孕。林醫師一定幫你。」

「好。」她沒有再哭，露出很勇敢的表情。

「你先生一定很需要你。他已經陪你難過三個月了，該換你陪他了。」我好囉唆。

「好。」她點頭。我知道她走過某一個關卡了。

我沒幫她預約回診，我知道她需要一些時間，時間到了，她自己會來。

兩個多月後，她又探頭進診間，「嘿，林醫師。」

「嗨，等我一下喔。」她名字前還有幾位病人。

「OK，我前面那一號是我妹妹。」原來她是要提醒我這個。

「好，那你們等一下一起進來。」我笑著跟她說。

妹妹跟她長得有一點像，但風格完全不同。熱帶風無袖背心洋裝，蓬蓬的咖啡色捲髮，曬成小麥色的皮膚，雙頰和肩膀都有曬出來的小雀斑。

「哈囉，林醫師你好！」很熱情開朗的女孩。

「哈哈，嗨嗨。」這對姊妹很可愛。

「醫師，我懷孕了，我要來產檢。」妹妹聲音朗朗，滿臉笑意。

「喔，恭喜！上次月經來的日期是什麼時候？我們來算一下預計週數。」我點開她的門診記錄，開始一邊問她基本資料和病史，一邊鍵入電子病歷記錄。

第一胎，過去沒什麼特殊病史，懷孕到現在沒孕吐也沒異常出血，除了年齡剛好達高齡產婦標準之外，其他沒什麼問題。

我讓她躺上檢查床，在她下腹塗上潤滑凝膠，放上超音波探頭。超音波螢幕上顯示出子宮內妊娠囊，長度三．六公分的胚胎，中間心跳影像一閃一閃的，跟躺在床上的孕婦的雀躍心情一樣。

「來，這個是胚胎，一閃一閃的是心跳，很好喔。算起來懷孕週數大約十週，俗稱的快三個月啦。」我跟妹妹孕婦說明。姊姊站在診療床邊，陪著。

「好～可～愛～！」孕婦的開心全寫在臉上。我沒轉頭看站在床尾的姊姊，我不知道她心裡是什麼感受。

我跟妹妹說明了懷孕早期應有的注意事項，還有接下來的檢查，開了檢查單和一個月後產檢的預約單，讓她到諮詢室拿孕婦健康手冊，也讓門診護理個管師給她應有的衛教。她開心得聲調都高起來，只差沒有拉著裙擺跳舞，雀躍的情緒充滿診間。看到開心的孕婦，我也覺得高興，只是心裡掛念著她身邊那兩個月前在我診間痛哭的姊姊。

妹妹歡天喜地拿了超音波影像和醫囑單據走出診間，到諮詢室去了。留下姊姊準備看診，診間瞬間安靜下來。

「回去跟先生談過了嗎？」我直接問。

「嗯。」她比上次平靜多了。心痛與難過還不可能消減一毫，但她是個堅強的女人。

「先生還好嗎？」

「好多了。」她給我一個淡淡的微笑，「我們都想再快點懷孕。」

「好。記得我說的，你們可以將去當天使的哥哥永遠放在心中。不要抱著把他生回來的心，好嗎？」我再囉唆一次。

「好，我們會記得。」我相信她有聽進去。

我問了她月經週期，開排卵藥，叮嚀她服用和回診檢查卵泡的時間。

她輕聲道謝，拿了健保卡和單據離開。優雅的氣質仍在，只是像失去水分的玫瑰，軟塌塌的。

一個月後，孕婦妹妹來產檢，姊姊一樣陪著來，微笑輕聲跟我說，「她先生是外國人，還沒回來，我先陪她產檢，而且我今天應該可以檢查卵泡。」

「好，那妹妹先看吧。」我讓她們兩姊妹一起進來。

真的是非常不同調性的兩個女人。一個優雅沉穩，一個開朗陽光。妹妹一個月內就胖了六公斤，整個人圓了一圈。

「欸欸欸，才跟你說現在這個週數只要正常吃，如果胃口不好或噁心，吃少一點沒關係，怎麼胖這麼多！」盯著門診諮詢室在孕婦手冊上記錄的血壓和體重數字，我展開碎碎唸。

「哈哈哈，醫師不好意思啦，我怎麼知道會胖這麼多，我就很吃得下啊！」她笑得燦爛。今天的打扮還是無袖大花洋裝，寬鬆的衣服真的很容易讓她不節制啊。

「跟家裡的人說不准一直給你吃東西！」

「好啦，我大概吃太多麵包和水果了。」她笑得頗不以為意，我猜下個月體重又要增加不少。

「這些都是糖分喔，水果要節制，澱粉也要節制。」

我讓她躺上檢查床，看一下胚胎發育。十四週，胚胎的小小人形已經出來，手腳揮動著，她像其他孕婦一樣，非常興奮，幾乎高興到眼淚要流出來，「啊，這是手欸，好可愛！」

「過十二週之後相對比較穩定了，你可以多活動，以前有什麼運動習慣？」我給她紙巾擦拭肚皮上的潤滑劑，娕娕幫忙她從床上起身。

「游泳。」難怪曬得一身小麥色。

「很好啊，游泳對關節比較沒壓力，孕婦可以。」我很鼓勵孕婦運動，「有運動之後才會比較好生。」

「好喔。」她手上拿著剛好照到張開小手掌的超音波影像，眼睛捨不得離開。

「姊姊，我先開檢查單讓你去照一下卵泡喔。」我請護理師幫忙指引她到檢查室去。

姊姊和護理師離開診間，這個陽光的孕婦還沉浸在可愛胚胎影像的快樂裡。

「先生何時回來臺灣陪你？」我一邊點選她下次的產檢日期，一邊準備跟她討論下次的檢查計畫。

「再一個半月就回來。」她眼睛大而有神，有個可愛的酒窩，正適合愛笑的她。

「好啊，下次差不多要做唐氏症相關檢查了，外國人跟臺灣多數人對這個檢查的觀點有時不太一樣，沒有對錯，只是觀點有些不同，你可以先跟他討論。我等一下請諮詢室護理師給你資料和說明。」她屬於高齡產婦，風險相對高一些，但是要接受哪種檢查，通常我會先諮詢之後讓孕婦和老公決定。

「好。」她用力點頭，小孩子似的。

「然後，那個……」我正面向她，稍稍向前傾一些，一個像是要說悄悄話的姿勢。

「嗯？」她的大眼睛看著我，像個問號。

「你知道你姊姊上一個孩子的事情？」我問。

「嗯，我知道。」她表情嚴肅起來，像個回答有沒有好好寫作業的孩子。

「那我覺得，你下次產檢自己來或讓先生陪你來吧。她陪你產檢，看你開開心心，可能心裡感受很複雜。」我其實多事了，可是想到姊姊的心情，我自己又很糾結。

「嗯……好。」妹妹有點抱歉的臉，「啊我沒注意到。」她是個比較粗線條的女孩，個性很好。

「我只是怕她難過。你也可以跟她討論看看，希望我不會太過自作主張。」我多想了些。

後來的產檢，她都跟外籍老公一道來。不小心還是胖得太多了，被我叨唸許久。她也認真去運動，運動的好習慣彷彿讓她更顯開朗。寬鬆的無袖大花長洋裝，隨著懷孕週數越大，顯得她高高壯壯的。感受到胎動讓他們非常開心，她瞪著大眼睛，跟我分享她半夜被胎兒踢到痛醒的經歷。她享受著懷孕的每個時期，大喇喇地快樂、驚喜，被胎兒的各種踢打嚇到，也被足月時的恥骨疼痛弄哭。

她跟其他第一胎的分娩孕婦差不多，幾乎經歷一天一夜，痛得精疲力竭，但最後順利自然分娩。她和老公懷抱著可愛的嬰兒，護理師幫他們拍照，鏡頭裡是滿頭大汗而凌亂不堪的捲髮，因為用力讓臉部微血管破裂出現小小的血點，跟她原有的雀斑混在一起，成了一張開心感動又疲憊的小花臉。可愛的小男嬰有爸爸媽媽的捲髮基因，還有長長的睫毛。

姊姊在第三次排卵藥週期之後，也順利懷孕了。老公工作比上一胎時忙，但還是規律陪她來產檢。他們兩個都沒有再哭過，彷彿是在經歷正常的第二次懷孕，只是前一個孩子無緣陪他們來門診，讓當初接生他的阿姨親親他的臉頰，用都卜勒超音波播放胎兒怦怦怦的心跳聲，看他迷惑又好奇的表情。

她還是跟之前一樣，優雅而自律，體重增加得很適當，產檢該有的檢查都配合，心理和生理都準備妥當的，迎接他們的第二個孩子。

是個女兒，美麗的小女嬰。

真正的親人

「林醫師，急診有你的病人！昏迷喔！」

產科醫師的命運，就是看電影看一半被call、年夜飯吃一半被call、寒流天半夜被call、出門運動跑到一半被call。

急診室在電話那頭大致給了一些資訊，名字，二十幾歲，昏迷入院，足月孕婦。

高危險妊娠醫師[12]一直都在「最近哪幾個孕婦隨時可能有狀況」的備戰狀態，尤其這些個案的產檢頻率相對密集，病人名字、血壓狀況、懷孕情況等已經都在腦袋裡建了檔，常常產房電話一打過來，聽到名字，上次就診的情況都可以立刻想起來，也立刻可以猜到病情變化。

但這名字卻沒什麼印象。

孕婦突然陷入昏迷，最常見是子癲症[13]，也就是俗稱的妊娠毒血症。但子癲症孕婦是在懷

12　「高危險妊娠」是產科次專科之一，主要照顧有慢性病、發生懷孕併發症、母親胎兒健康風險較高的個案。

13　子癲症會合併發生痙攣，導致子宮內胎兒缺氧，而高血壓和蛋白尿會導致胎兒發育遲緩。

孕控制高血壓的過程中，病況逐漸演進，一直到發生下肢水腫、蛋白尿等子癲前症之後，還未能妥善控制時，才會發生子癲症。偶爾糖尿病或妊娠糖尿病控制得非常差的孕婦，可能因為飲食或藥物不規律發生低血糖，或是，血糖過高導致的酮酸中毒而昏迷。但最近我產檢的孕婦的血糖都控制得很不錯，沒有血糖可能出問題的病人啊。

開車回醫院探視的路上，一直想不起來是哪個接近足月的孕婦可能突然昏迷進急診室。

前一通電話中，先請產房到急診室給病人裝胎心音監測器，不到半小時，電話來了：

「孕婦重度昏迷，胎心音變異性很差！」胎心音變異性差顯示子宮內即將缺氧。

「進手術室！給家屬簽剖腹產同意書！請新生兒科 standby！」

產科生活就是這樣，有時只有很短的時間可以處理。曾經有個胎盤早期剝離的個案，半夜腹痛進產房，護理師檢查發現，緊急打來報告狀況。我在電話上一邊請產房準備送進手術室，一邊從被窩爬起來，飆車到醫院。一換好手術衣，產房護理師也推了孕婦進來，麻醉科立刻上麻藥，我則直接在孕婦皮膚上潑灑消毒酒精優碘，兩分鐘內，劃開肚皮與子宮，撈出胎兒，最後母子均安。產科的特性就是「該等的要等，不能等的判斷要快」；還有，電話絕對要通。

停好車，一路衝進手術室更衣間，換好手術衣，等著昏迷孕婦被推進手術室護理站。陪同急診室同事和產房護理師一起推著病床進來的，是個年輕的男人。

我認出他，也記起這個孕婦。

孕婦只有二十三歲，這男生年紀也不大，二十六歲左右。孕婦從懷孕十四週開始給我產檢，年紀雖然輕，可是沒有嬌氣，個子不高，略圓潤的身形，接近足月之後，她總穿著粉紅色連身孕婦洋裝。男人不多話，斯斯文文，皮膚黝黑，約莫是因為每天上班騎摩托車曬出來的，而不是做粗重工作曝曬而來。兩個人就像一般年輕夫妻，第一胎，該做的產檢項目都乖乖做，依著每次預約時間到門診，客氣地問一些日常生活的問題，沒有太多「長輩說要吃這個」、「長輩說不能用電腦」這類的「長輩干擾」。

一對樸實的小夫妻，準備迎接他們的第一個孩子，結果現在她突然昏迷了。

看得出來男人嚇傻了。但躺在床上昏迷的是他的妻子，我們要緊急救出來的是他的孩子，他不能不努力鎮定。

「媽媽的昏迷狀況，可能送醫前缺氧了一陣子，剛剛產房檢查小孩心跳不太好，剖腹產很快，麻藥下去幾分鐘小孩就出來，我們請小兒科醫師在裡面等了，我們先讓孩子出來。」我簡短跟男人解釋。

他說不出話，也沒法說什麼，如此緊急地要面對生命抉擇，也只能點頭。

孕婦被送進開刀房，胡亂地換上病人手術袍，半露出因懷孕而腫脹的胸部，嘴裡插了氣管內管幫忙呼吸，看不出是之前那個穿著粉紅連身孕婦裝的年輕女人。

很快速的，五分鐘之內，把胎兒從子宮內抓出來。羊水因為胎便顯得有點綠，但看來不濃稠，應該沒有太嚴重的胎便吸入。把胎兒放上已開好保溫器的嬰兒處理檯，他已經自主發出宏亮的哭聲，我跟待命的新生兒科醫師隔著口罩，用眼神給彼此一個笑容，「小孩沒事。」

一層一層縫合子宮、腹膜、肌肉層、皮膚，一邊重新對照檢驗數據，所有數字都顯示孕婦不是子癲症。血壓正常、沒有異常水腫、肝功能指數正常、尿蛋白正常，所有抽血驗尿數字都正常。不是糖尿病問題，不是妊娠併發肝炎，不是摔倒或被毆傷，也沒有家暴現象，但瞳孔放大了，到底怎麼昏迷的？

推出手術室，緊急安排了腦部斷層掃描——原來是腦內血管破裂，腦出血，大量血液壓迫了腦部。

年輕人的中風，主要原因是先天動靜脈畸形。正常情況下，動脈血壓較高，血液的輸送是經過大動脈、小動脈、微血管、小靜脈、大靜脈這樣的方向，當動脈直接將血液打進靜脈，壓力的差別，容易讓相接處膨出動脈瘤，血管壁逐漸受到壓力，彈性變差、管壁變薄。平常完全沒症狀，但某些時候，例如打球、腹部用力等，血管壁破裂，就造成類似老年人血管破裂一樣的出血性腦中風。也就是說，她腦內一直有顆不定時炸彈。

緊急會診神經外科醫師，又開了第二次緊急刀，這次是救她自己。

非常嚴重的腦出血，腦壓極高，神經外科醫師打開她的頭蓋骨，壓擠在腦部的血液噴濺出來，連柔軟的腦組織都幾乎要由開口擠出來。「預後極差」，在場的人都有這樣的預感。頭顱是一個沒有擴充空間的地方，當血液積在腦殼裡，壓迫到腦組織，就會造成腦細胞壞死。

病人被送進加護病房，因為腦組織過於腫脹，部分頭蓋骨暫時沒有蓋回去，頭皮覆蓋著柔軟的腦組織。點滴裡有降腦壓藥物，因為昏迷，插管用呼吸器呼吸。理論上她的產後照護幾乎已經不重要，實際上算是神經外科的病人，只是剛好是個產後的產婦，不過，因為前數個月的產檢都由我負責，我仍然和神經外科醫師共同照護她。

很難不一直想，她的先天動靜脈異常有無可能更早發現，但是幾乎不可能，因為她的產檢一切順利，也沒有任何症狀，不可能把每位病人都拖去做腦血管攝影。再想，她這腦內的不定時炸彈，若不是先破了，也非常有可能在待產時，因為子宮收縮的疼痛增加血壓和血管壓力，在待產過程破裂。想到這不由得愀然一驚，如果待產一半突然昏迷，處置流程會跟她進急診室後的流程一樣，但免不得家屬會無法接受，又要有一番醫療爭議，搞不好還有醫療糾紛。雖說依照正常判斷不算醫療導致的疏失，不過如果告上法院，大概又要很多年的訴訟，想到就怕。

我到加護病房去看她術後狀況，血壓心跳正常，完全靠呼吸器呼吸，雙眼瞳孔還是放大，對光沒有反應，表示腦部依然損傷。產科部分，傷口好好的，排尿和陰道出血也都正常。她的丈夫在加護病房外等候。

「她產後的部分沒問題，但是腦部的出血導致腦部受損，這昏迷狀態還要觀察。」我跟他說明病況，他點頭。「需要滿長一段時間才能知道她是否醒得過來，樓下有加護病房家屬休息室，你去休息一下吧。可能需要長期抗戰，你要保留體力。」我拍拍他。

加護病房有固定家屬探視時間，上下午各一次。上午我和神經外科醫師一起跟他見面，說明病人情況跟昨天下午開完刀一樣，檢驗數字也說了，治療計畫也說了。這種時候，也只能把檢查結果都報告一次，沒有太多可以解說的。他沒有太多疑問，安靜點頭。

幸好，搶救出來的新生兒狀況正常。或許因為如此，他可以稍微平靜一點面對妻子的狀況吧。

到了下午，加護病房護理師打電話來，「醫師，她家屬來了。」

「她家屬？」早上不是見過了嗎？

「他說是她的爸爸。」看來先生通知了她家人。也合理，昨天先生先處理緊急狀況，通常接下來就會通知其他家屬了。

坐在長桌對面的是個中年人，產婦的老公沒陪同。中年人體格粗壯，皮膚黝黑，說話聲量大，沒有家屬在加護病房常見的焦慮感，倒是一臉不滿的表情。女兒年紀那麼輕，懷孕即將分娩卻腦出血昏迷，會有憤怒或質疑是很合理的。考慮到這種案子可能發生醫療糾紛，醫院社工也一起出席。

「你好，我是她的產檢醫師，我來跟你解釋一下她現在的狀況。我之前跟她的先生說過……」坐下之後，我說。

「她先生？那不是她先生。」在加護病房旁邊的會議室裡，他的聲音顯得很響。

不是她的老公？

「他拐走我女兒的。」中年男子說。

這……。

「我女兒被他拐走好幾年了，結果現在連絡我的時候，女兒躺在加護病房！」他聲調跟剛剛一樣，沒有特別激動，但毫無掩飾他的不滿。

現在是什麼狀況？他們是有可能還沒結婚。這幾年門診，有些人懷孕後才結婚，有些人等小孩出生後才辦結婚，甚至也遇過生了好幾個依然沒結婚的。醫院會要求門診初診病人掛號時提供身分證影本，不過看診時，除非遇到要終止妊娠，依優生保健法需確認對方是法定配偶，或者人工生殖技術需確認已婚，且施術對象是配偶，理論上很少需要確認是否有「法律上的夫妻身分」。即使是手術同意書，病人已成年且神智清楚，自己簽署就可以，朋友、丈夫、家人簽署只是擔任「見證人」。如果病人神智不清，無法自行簽名，又有生命危險，又真的找不到人，陪同的人願意簽名，表示清楚是什麼原因必須手術，也就夠了。再不行，就只好找醫院社工了。

我回想之前的門診，從她第一次來產檢，我就沒問過他們是否「法律上有結婚」。記得他們每次一起來產檢，需要做檢查都請先生在同意書上簽「見證人」，而見證人的「關係欄」他填的就是「夫妻」，我們從來沒有確認過他們身分證上的欄位。畢竟，產檢照顧的是孕婦和胎兒，有沒有結婚、爸爸是誰，根本不重要。再說，他們相處的模樣、產檢過程的互動，一直以來就是一位丈夫的模樣，跟所有其他「法律上有夫妻關係」的「配偶」都一樣，甚至某些「法律上的老公」還找不到人、避不見面的，這個男生著實就是她的伴侶，照顧陪伴著她。

我快速在腦袋裡盤點法律。她是成年人，依法她可以獨立行使決定權、簽契約，不需經父母同意。即使她未婚，產檢過程也不須父母同意。再者，她送進急診時昏迷，需要緊急剖腹和開顱，這時候陪她來的即使不是她「法律上的老公」，只要他願意負責代她做決策與簽署醫療處置同意書，也是合法的。

這同時凸顯了「醫療委任代理人」的重要性。天有不測風雲，人有旦夕禍福，我們沒有人能確定自己某天會發生什麼事。當發生了無法對自己的身體或人生做決定的事情時，誰有權幫我們做決定？誰又真的瞭解自己想要什麼選擇？在法律上，決定順序是依照血緣親疏，臨床上我們也多半依照這樣的邏輯。問題是，血緣真的決定了親疏嗎？有血緣但數十年不見的親人，和長伴數十年卻沒有法律身分的伴侶，誰比較瞭解自己？也就是說，假如真的出現需要別人幫自己決定醫療處置的情況，依照法律，醫療人員必須接受的很可能是跟病人根本不熟的血親意見，而非沒有法律身分的伴侶意見。

我的精神科同學也常跟我討論，他們有許多慢性的思覺失調症個案，年紀已經大了，病況讓他們無法回到社區，長期住院與社會隔絕。這些個案的父母都年老甚至死亡，身分連結上只剩下一個遠房堂弟或根本不認識的姪女。但某些時候，當醫院為了醫療處置或行政程序上需簽署同意書時，只好請這個「法律上有關係」的人來醫院簽名同意或繳交費用。

或許我們的社會，不論法律或文化上，都需要重新以「每個人最終都是自己要負責自己的個體」來做思考和規劃吧。至少我在臨床這麼多年，是一直這樣思考的。

「好，我請社工和法務來幫忙。我先向你說明她現在的病情。」我拉回會談主軸，把病人產檢的資訊跟他說明清楚。

他聽著，沒有什麼表情。

老實說，這種「麻煩」的個案對醫師來說，醫療糾紛陰影會一直蓋下來，即使我們在專業上仔細耙梳，都認為處置程序上沒有疏失，但還是可能得面對家屬的「情緒」，而惹上糾紛。這些情緒因為無法以「對錯論斷」，很多時候家屬會被鼓勵採取訴訟，用訴訟的過程來傾瀉對失去健康或失去生命的憤怒與挫折感。訴訟的過程讓家屬有種「我在為你盡力」的感覺，像是對不滿意的醫療結果盡了「明明沒有用而且彼此折磨」的努力。其實，這樣只是折磨家屬，凌遲醫事人員，一點好處都沒有。當產科醫師，就要有隨時遇上醫療糾紛的心理準備。只是，救人的同時還要小心防範被提告，實在很痛苦。

解釋完病情，我請他到新生兒室去看看新生兒，畢竟，那是他女兒期待呵護的寶貝。

深夜回醫院接生，又順道到隔壁棟的加護病房看病人。她的呼吸仍全靠呼吸器，沒有自主呼吸。瞳孔依然放大，表示腦部功能還是沒有回復。血壓正常、心跳正常。抽血的各項指標，還算正常範圍。她是否能醒，就看腦傷的復原狀況了。

我在病歷上一一寫下記錄，這是醫師職責，也讓同時照顧的神經外科醫師、加護病房負責醫師知道，我來看過了。當然，悲哀地說，如果這個案真的走到醫療糾紛，這記錄可以證明我有持續關注她的病況。

因為這些病況不是產科併發症，她其實已經沒有需要產科照顧的部分。剖腹產傷口和子宮復原狀況都正常，如果不是因為腦出血昏迷，她現在應該在產科病房裡手忙腳亂地學著哺餵母乳。

我喜歡產科，因為多數產科情況可以快速處理，就算是緊急狀況，例如產後大出血，只要處置得宜，也慢慢可以看見病況改善。但是她的狀況，緊急的部分處理好了，但接下來那部分真的就難了。嘆口氣，脫下加護病房隔離衣，走出加護病房，她的「老公」正坐在長椅上。

「這麼晚了，醫師你來看她喔。」他這句話，其實很溫暖。我們盡力照顧病人，不怕苦、不怕睡眠不足，只怕被誤解。醫護人員一直都站在病人這一邊，一起面對病魔。

「你有沒有休息？你還要照顧孩子，不要累壞了。」我問他。

「我知道，孩子很好。」他點頭，「醫師，我們沒結婚。」

「我已經知道了。那不重要，你不是都陪著她嗎？」我沒問他們為何不結婚。

「她其實是被家暴，十七歲就逃出家裡了。」他聲音略顯激動，「她爸爸根本不關心她，她爸爸對她施暴。」

我直覺地想相信他的說法。病人雖然年輕，但不像是會蹺家的女生，這個男生也不像。

我在門診遇過各式各樣的人，有些人的本質真的不太正面，例如存心給人帶麻煩的、每件事都挑剔的、明明不懂卻很愛假會的、怎麼溝通都持反對意見的。雖然我不該用偏見或刻板印象去假設他們是哪種人，但觀察久了就發現，有些特質會共伴存在，形成某種類型。而這對新手父母，經過那麼多次產檢，看起來就是一對雖然年輕，但彼此珍惜的夫妻，安安分分努力建立自己的家。

雖然對我們來說，這些「社會事件」與病人照護無關，不過，多瞭解一點總是比較好，所以我請社工室調查，父親說的「蹺家」有沒有報案記錄，另外家暴記錄也查看看。

我有點擔心新生兒會被帶回她的原生家庭，不過再想想，即使打官司，這個沒有法律身分的「丈夫」在血緣關係上就是新生兒的父親，應該有比較高的機會能夠獲得小孩的監護權。

後來幾次的加護病房會面會議，她的爸爸和「先生」都一起參加，不是因為他們就此握手言和，而是加護病房會面時間固定，要兩個分開談也麻煩。幸好沒有發生我很怕看見的火爆場面，那個爸爸還算節制了他的脾氣，而那個「先生」出乎我意料的勇敢堅強。

她的病情就一直這樣，腦水腫，呼吸抑制。很大的可能，她已經跨過了那個臨界點，再也不會醒過來了。

躺在加護病房床上，插著氣管內管，瞳孔放大的她，如果知道這一幕，會是怎樣的心情？或許她一直沒辦結婚，是還希望能夠得到原生家庭的祝福吧；或許她想過，等孩子出生了，再三個人一起回到她逃離的那個家，跟他們分享她自己尋求來的幸福；或許她希望在遠離原生家庭的地方，自己建立起一個小小的家；或許對她來說，原生家庭是個不願面對的舊傷口。

最後她轉到內科進行慢性照護，畢竟已經沒有產科和神經外科能處理的問題了。

我相信，以那個「先生」陪伴她的溫柔，孩子應該會被照顧得好好的。

「我婆婆說……」

「林醫師，我想問問生小孩的事。」她坐定，一雙杏眼看著我，開口這麼說。

「好喔，你想生小孩？」今天預約掛號到八十幾號，已經不像以前剛當新手主治醫師的時候，有餘裕跟每位病人慢慢聊天，我得單刀直入講重點。

「對。」她點點頭。她有一雙很好看的單眼皮眼睛，清秀的五官，鵝蛋臉，及肩的黑色直髮，簡單的用大夾子束在腦後。這兩天寒流，她套著咖啡色大衣，黑色格子圍巾摺疊得整整齊齊放在腿上。

「其實我常說喔，想生小孩要找老公啊，看醫師看很多次也不會生小孩喔。」我開玩笑，感覺她隱約有一種緊繃的情緒。

她淺淺笑了一下。

「來，你有沒有懷孕過？有生過嗎？」點開她的電子病歷系統，準備鍵入基本病史資訊。

「懷孕一次，生過一個。」她回答，「剖腹產。」

「剖腹產原因是什麼呢？」我一邊輸入資料，一邊繼續問。

「胎盤有問題，還有胎位不正。」她說，「我那次大出血。」

她講到我們心中會響警鈴的關鍵字：胎盤問題、產後大出血。

「植入性胎盤[14]還是前置胎盤[15]？」我問。

「好像都有。」她說，「我那次進了加護病房，輸了非常多的血。」

「你如果再懷孕，再發生機率很高啊！」我直說。

「我的醫師也是這樣說，他說他好不容易才保住我的子宮，出血二千c.c.。我輸了很多血。」她表情很平穩地說，但是感覺出她有恐懼的記憶。

「你要是再懷孕，風險比上次還高啊！」我提高音量，「子宮切除的可能性非常高！」

「我的醫師說，我要是再懷孕，很可能會救不回來。」她表情和語氣竟然還是很平穩。

---

14 胎盤由胚胎絨毛組成，其中富含血管，附著在子宮內壁，供給母體和胎兒間血液內養分、氧氣和廢物輸送交換。正常情況下，胎兒娩出後，胎盤會自動與子宮內膜剝離，但若蛻膜層細胞有缺損，則絨毛可能植入子宮肌肉層，甚至穿透子宮肌肉層到膀胱或大腸組織，稱為「植入性胎盤」或「穿透性胎盤」。產後會因胎盤無法剝離，而導致大量出血。

15 胎盤位置若蓋在子宮頸上端，會影響胎兒娩出，且會提早與子宮內膜分離導致出血。

「然後你今天來問我，你要生小孩？」我瞪大眼睛，看著她。跟診的護理師M眉頭也皺起來，轉身看著她。

「我婆婆說……」她終於講到關鍵字。

「果然。」我實在忍不住翻了白眼。

「我……我是再婚。」她開始講核心的問題，「之前生的是女兒，唇顎裂。」

「女兒開刀矯正了吧？」我雙手在胸前環抱。

「開刀好了，沒問題。」她回答。

「然後？」我示意她繼續說。

「我先生沒要求什麼，他也說有這個女兒就夠了。」她微微仰頭，深吸口氣，「可是我婆婆說，她想要一個孫子。」她像是吐出一顆沉甸甸的石頭。

「她知道你前一胎差點死掉嗎？」我直接問。

「知道。」她回答，肯定的。

「然後她要你再生？」我繼續問。

「對。」她回答，一樣，肯定的。

「很討厭欸！」我轉過頭向護理師M抱怨。她們很習慣我在門診罵不明理的家屬。

「她每天都問我何時要再生一個孫子給她。」她的手緊緊揪著膝上的圍巾，忍著她的情緒激動。

「你再懷孕很可能死掉欸！」我把話講白了，這不是我平常的作法。

「我婆婆說，如果這輩子沒有孫子，她死、都、不、會、瞑、目。」她睜著美麗的杏眼看著我，一字一字說。

「所以你婆婆的意思是，就算你會死，也要給她生一個孫子？」

「對。」她點頭。

「混帳，要死她先去死啦。」抱歉，本醫師實在脾氣很差。

「所以，醫師，我今天就是想問你，我要怎麼樣可以懷男嬰？」她到底是怎麼忍耐過來的？我必須深吸一口氣才能耐住我的理智，專業地回答她：「第一，你的年紀不大，如果真要懷孕，幫你確定排卵、先生要驗精蟲，大概不難懷孕。如果真的很急，一般不孕症技術也可以幫忙。」我頓一下，讓自己不要氣到講不出話，「第二，技術上有一種東西叫精蟲分離術[16]，可

16　利用帶Y染色體和X染色體的精蟲比重不同，以人工方式在精液注入子宮腔之前先做篩選。此方式無法百分之百保證胎兒性別，且依照人工生殖法，不得選擇胚胎性別。

以增加懷男嬰的機會。但是，」我繼續說明，「人工生殖法是明文禁止選擇胎兒性別的。」

依據衛生福利部統計，經過人工生殖技術活產的男嬰女嬰性別比，大約是一二五比一百，相較於自然情況下的男女嬰性別比是一〇四比一百，這極為離譜的數字落差，要說沒有人工干預，大概只有政府會信。也因為臺灣曾被經濟學人雜誌拿來與印度、中國等國家共列為嚴重「性別失衡」國家，後來政府積極調查產科和不孕症科醫師，才讓人工生殖技術活產新生兒的性別比趨於正常。但如果以胎次來看，臺灣到第三胎以上的男嬰比例，又大大高於自然比例。臺灣還是否存在重男輕女？數字說明了一切。

她定定地聽著我說，看樣子是認真想要尋求生兒子的方法。

「可能有不孕症醫師還是會願意幫你做精蟲分離術啦，」我嘆口氣，問她，「但是，假如你的精蟲分離術失敗，又懷了女嬰，怎麼辦？」

她看著我，沒回答。

「到時候，這個硬是拚命生出來的女兒，不就註定是個沒人歡迎的孩子？」我講著，心揪了一下，「如果你沒死也就算了，如果你還因此死掉了，女兒這輩子怎麼過？」

她的眼眶突然充滿淚水。

「你女兒呢？她又是什麼心情？」我知道這些都不是一個婦產科醫師需要跟她說的話。

「阿嬤不愛她，然後媽媽為了生弟弟給阿嬤，死掉了。」我深吸一口氣，「你們這樣對得起她嗎？」我說了重話。

她眼淚唰地滑落雙頰。

我知道她其實很無奈，每天像被鬼纏著、被盯著，催她「生兒子給我，不然我死不瞑目」的那種壓力，一般媳婦要面對這種情況已經很難受，她是個帶著前一任丈夫的女兒「再嫁」的女人，在傳統婚姻市場上根本是要「感恩婆家收容」，怎麼可能承受得住。

臺灣人幫女兒取名字常常用「嫻」、「淑」、「順」、「柔」，如此期待她們「乖巧聽話」、「不爭不求」、順長輩順習俗的意涵，女孩沒有被期待爭取權益，沒有被鼓勵勇敢反抗，沒有被希望積極實現自我，最後就是一再貶抑自己的價值，連自己都把自己看成「賠錢貨」，連自己都不敢爭取自己和孩子應該被愛的價值。如果我們沒有從小就建立女孩對人生應有的堅持與自信，制度上再怎麼講男女平等都沒用。

「你先生怎麼想？」我問。

「他叫我不要理我婆婆，不管她就好。」她邊抹淚邊回答。

「男人不懂你每天要面對婆婆的那種壓力啦。」護理師M在旁邊補了一句。

「他其實對我很好，只是……」她眼淚還在掉，但是力圖鎮定。是個受苦會硬撐的女人。

「只是沒瞭解你的壓力，也沒跟他老母好好溝通。」我補上。

她默默淌淚。

「林醫師，可以幫我嗎？」她問。

「幫你什麼？」我問。

「我得生兒子。」她聲音細細弱弱，美麗的杏眼和鼻子因為哭泣而發紅。

「即使你很可能再一次大出血？進加護病房甚至死掉？」我很不留情地問。

如果是她自己非常想要孩子，自己熟知風險卻想要「圓自己的夢」，我還能跟她慢慢討論，甚至醫療團隊願意為了她拚看看。可是現在，她為的是傳統儒家社會裡莫名有權評斷她價值、左右她人生的偏見。而且這其中，還可能有一個無辜的受害者，她的女兒。

她說不出話，任由眼淚淌流到嘴邊，我相信她不是第一天嚐到那苦澀。

我吸口氣，咬牙說，「你把你婆婆、你老公、還有你女兒帶來我門診。」

這一刻若畫成漫畫，我應該是額頭青筋暴出、頭上冒煙吧。

「如果他們在你面前回答我說，寧可你死，也要你再生兒子，我認了，我幫你介紹不孕症科的醫師。」

她沒有回答。人生這題太難，而社會設定她就是要不及格的。

「想一想你女兒。你應該要保護她和愛她，而不是讓一個自私的老女人，逼你讓她孤單。」我講了很過分的重話。

她沉默半晌。

「謝謝醫師。」她一邊擦眼淚，一邊優雅地站起身，向我點個頭，離開診間。

我很想伸手安撫她，但我的手再長，也無法伸出診間保護她。或許最終，她還是會找到一位醫師，願意「幫助」她「達成心願」。

未來的女兒

住院醫師時期，若有病人需要安排超音波檢查，我常跟超音波技術員Eva分工，一方面分擔工作量，一方面也跟有多年臨床經驗的Eva學習，而且遇到特殊病例時，也可以一起檢查討論。

「這個產科病人我先照（超音波）囉。」前一個巧克力囊腫合併子宮肌瘤的檢查報告有點費時，我還在超音波檢查報告上一一填上檢查數字，想辦法畫出不要被G醫師退件的報告圖。Eva已拿著下一張檢查單，開門喚病人進來。我們都是急性子。

聽到叫喚，進來檢查的孕婦懷孕十八週，第一胎。老公陪著來，白天門診可以陪同的老公並不多。兩個都打扮普通，很一般的新手父母。

產科超音波檢查多數是例行項目，孕期二十週後的基本檢查包含頭寬、大腿骨長、腹圍，週數再大一些之後，會確認手指頭和嘴唇。大家很關心的生殖器性別，其實不在例行檢查項目之內，例如印度等某些國家，因可能牽涉到特定性別偏好，法律規定不能告知胎兒性別。白話來說，就是一定週數前不能告訴孕婦胎兒性別，以免重男輕女的情況下導致女胎兒被墮胎。臺灣比較沒有這類問題，但倒是遇過幾個外籍孕婦家庭，特別要求我們不能透露胎兒性別，「以免出生當天的驚喜被提前揭穿。」這倒跟大部分臺灣家庭不太一樣。

「媽媽你今天是第三次產檢，醫師有跟你說會做唐氏症血清篩檢吧？」Eva不只是收檢驗單做檢查的技術員，她已經很熟悉婦產科門診的各種程序。主治醫師和資深熟練的護理師和技術員一起工作，其實比跟實習醫師一起工作順手得多。

「那個可以不做嗎？」先生問。

「唐氏症風險一般大概是八百分之一，除非有特殊宗教信仰，多數媽媽都有驗。」Eva回他們，「你們等一下可以再跟醫師討論看看。」

Eva一如例行檢查的程序，一一檢查了胎兒的姿勢、羊水量、頭寬、腹圍。「這邊是寶寶的手指頭，有沒有看到？一、二、三、四、五，五根手指頭喔。」胎兒在子宮內通常是握拳的姿勢，有時候會張開手掌，再握起來。手掌打開時，是數算手指頭和確認手掌發育的最好時機。

「黑黑的部分是羊水，胎兒泡在羊水裡，會喝羊水，然後尿出來。」Eva邊檢查邊解釋，超音波探頭掃過胎兒的身體，確認胃和膀胱內的羊水。我的檢查報告寫完了，站到Eva身後看她檢查。孕婦和她的先生盯著超音波檢查螢幕，十分開心的表情。

「在裡面會喝羊水喔？」先生問。

「是啊，所以出生的時候，小寶寶肚子裡是飽飽的喔。」Eva說。

「手腳都正常嗎？」先生又問。新手爸爸果然比較興奮。

「對啊，剛剛算給你看那個是右手，這邊是左手。」Eva熟練地把探頭轉到另一側，「左手握著拳頭，不過還是可以算一下手指，你看，一、二、三、四、五，也是五根手指。」

孕婦的笑容帶著滿足和愛意。準備要當媽媽的人，好像都特別溫柔。是啊，那螢幕上看到的生命，正被她餵養著，被她的子宮以羊水包覆著，被她用身體保護著。

「那是男生還是女生？」先生問。

「我看看喔。」Eva的超音波探頭在孕婦微凸的肚子上滑動，超音波螢幕上，胎兒腿稍微張開，胯下三條細線，女性外生殖器的影像，十分清晰。「是女生。」Eva給了確定的答案。

先生一句話都沒說，直接走到檢查室門口，甩門而出。

「碰」的一聲，門自動闔上。

躺在床上的孕婦，兩行眼淚「唰」地流下來。

我和Eva嚇到一句話都說不出來，前一刻溫暖幸福的空氣，好像突然被抽空了。

這孕婦有很甜的笑容，皮膚白皙，齊眉瀏海，過肩直長髮。老公是個外國人，又高又瘦，一頭捲捲的金髮。

「林醫師你好。」先生會說中文。呼，我稍微鬆一口氣。之前遇過一對女生不會說英文、男生不會說中文的準爸媽，產檢過程我得中文說一次，英文再一次，可累的。

一樣是異國通婚，歐美籍的男性配偶有些會中文，有些則是醫師與太太配合他們一起用英文溝通；若是臺籍男性和東南亞籍女性結婚，先生卻幾乎都不會東南亞太太的語言，總是年輕的東南亞裔孕婦，睜著大眼看著先生和醫護人員溝通，偶爾應答幾個單字，或者她們說著帶腔調的中文，即使有一些名詞不懂，也咬牙試著弄清楚每個醫囑。

「我先生來臺灣教書，已經很多年了。」太太溫柔地笑著介紹，甜蜜地輕拍老公放在她肩上的手，先生看著懷孕的太太，滿眼愛意。

「好的，如果中文解釋有聽不懂的地方隨時跟我說喔。」對於要一起迎接家中新成員的佳偶，我總是衷心祝福。能夠陪伴他們在人生中的重要時刻，是婦產科醫師的福分。

「醫師，確定是女孩嗎？」在三十二週產檢時，她突然很認真地問。

「確定啊。」我把檢查探頭滑到她子宮底，「你看，小朋友屁股在上面，大腿中間可以看見外陰唇，是女生。」

「好。」先生認真地點頭。

「怎麼了嗎？」我有點疑惑。很少遇到這麼在乎胎兒性別的歐美人。

「我先生家，三代都沒有女兒。兄弟的孩子也都是男孩。」太太仔細跟我說明。

「這樣喔。」我鬆了一口氣，原來是好事，「那這是家族中的寶貝公主喔。」

「對啊。」太太笑得很燦爛。

先生倒是帶著嚴肅的神情。當爸爸這件事，一開始興奮，再來就感到沉重的責任了吧。

「要注意胎動，有任何不舒服，隨時來產房喔。」這是接近足月前的例行叮嚀。

她又突然問，「醫師，我的預產期確定嗎？」

「咦，我們在第三次產檢的時候，已經確定預產期囉。」我對她突然一再次確認覺得疑惑。

「那我什麼時候會生？」她再問。

「預產期前三週，到預產期後兩週，都有可能。」我露出疑惑的表情。

「是這樣啦，」她還是那甜甜的笑，又有幾分承擔著特別任務的神情，「我公公在問我什麼時候會生。」

咦？公公這麼在意？

「這是家族中第一個女孩，他要從美國飛過來迎接他的第一個孫女。」她接著說。

「你公公要抓準時間，不錯過出生那天嗎？」我很訝異，眼睛瞪大看著他們倆。

「對啊。」她和老公笑著大力點頭，「他要第一時間迎接他的孫女。」

「好寶貝啊！」我和跟診護理師異口同聲感嘆。

「呵呵。」先生從她背後環抱著她的肚子，裡面是一個全家族期待的寶貝。

行醫十多年，我忘不了這個特別大老遠飛一趟，就為了第一時間迎接孫女的家庭。

如果每個女嬰，都是這樣被期待，有多好。

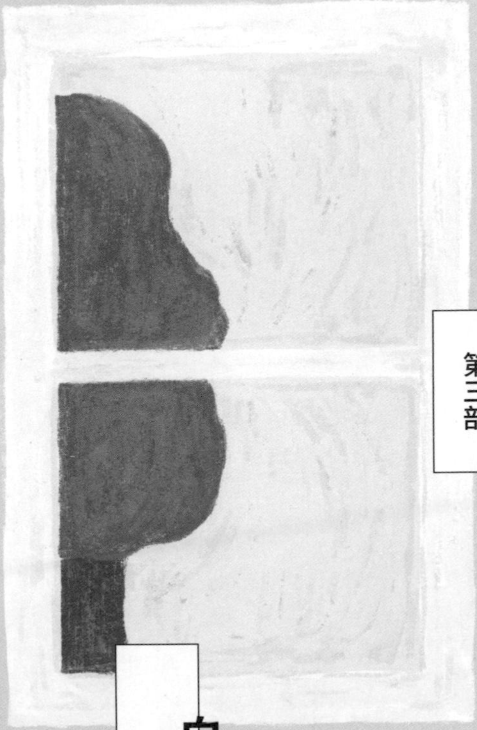

第三部

自己人

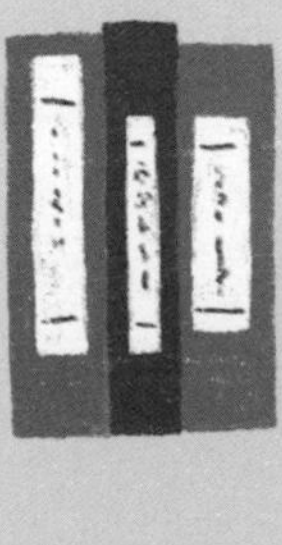

禍胎

「欸，學妹。」在外開業的內科C學姊從診間門探頭進來。

「學姊你來囉。」我示意門診護理師讓C進來。早上的門診，病人常姍姍來遲，熟人來看診，我可以先叫號先看完。

「我想我還是得來找你看一下比較好。」C大概沒預期一到就可以先看診，手上還拿了要打發時間用的平板電腦。她一邊坐下，一邊收攏手邊的東西，把健保卡遞給護理師。

「所以你還在出血？」我問。

一週前參加研討會遇到C，她湊過來問我，「欸學妹，我不知道是怎麼回事，我持續出血兩週了。」我當時請她注意一下，再沒改善就來找我檢查看看。

「對啊，我覺得還是給你看看比較好。」她微微皺眉，看來她自己也覺得不對勁了。

C有兩個孩子，開了診所，自己要負責診所營運和看診，也要承擔家裡經濟和照顧的重擔，是我們這年齡女醫師的縮影。女醫師多半跟男醫師組成家庭，但是女醫師很少像大家想像中的「醫師娘」一樣能夠「當貴婦」，甚至還要負擔更多，不只要支持老公的事業，還要在家庭照顧的夾縫中努力實踐自己的事業。

「誒學姊，你上次月經何時？」婦產科門診一定要問這幾個資訊，「之前月經會亂嗎？」

「上次喔……不記得了欸。」C露出有點抱歉的表情。我們總是叫病人記錄自己的月經週期，也要求病人多喝水少憋尿，但自己常常做不到。

C今年四十多歲了，兩個孩子分別上國中和國小。我們這種忙碌的醫師生活，其實很難好好吃飯和運動健身，再怎麼注意飲食，身材也總是朝著泡芙化的方向走去。很少曬太陽的蒼白皮膚，沒時間買新的衣服，舊的外出服雖然還能穿，但遮不太住隨著歲月增長、一層一層疊覆上去的豐腴，常常要拉一下被腰間脂肪擠短了的衣襬，像是左支右絀的時間，有點狼狽。

「好，沒關係。」我在病歷上記載「最近一次月經週期未知」，繼續問她，「這次出血持續多久了？」

C看了一下手機的行事曆，「應該是三週前開始出血的吧，我記得那天是全天診，出血出到弄髒衣服，還拿護理師的工作褲來穿。」她連身體出狀況都靠工作記錄來記憶。

「這麼多天！你也太會忍耐！跟月經量一樣多嗎？」我忍不住提高音調，這樣一定貧血的啊。

「我猜大概是太累了才不正常出血，或者是更年期到了在亂嘛。」她傻傻地笑起來。果然是照顧家人、照顧病人，把自己放在最後面。

「是啦，你說的那兩種情況都有可能，但出血量像月經這麼多，又持續超過兩週，太久了啊。」真是心疼學姊。

C跟我同一個高中，是女校很受矚目的樂儀隊成員。烏黑的馬尾，短短的儀隊白色百摺裙，及膝高跟白靴，纖細的手腕，俐落的動作，操槍時沉重的槍柄在她手上彷彿會飛，槍上的金屬裝飾跟她臉上的汗水與自信笑容一起閃耀。當年我們那麼青春飛揚，怎能想像認真的人生其實有多辛苦、多犧牲。

「後來我先生給我吃了一週中藥。」學長是高我們一屆的中醫。

「那有改善嗎？」中醫是另一個高深的領域，只要是合格中醫師的專業治療，我都尊重。

「沒有欸，還是一直出血。」她笑笑，「其實他幫我加了兩倍的劑量，可是沒什麼改善。」

「唉呀。」我只能搖頭。兩倍劑量。醫療人員懂藥，但也常過度用藥。

「那天在研討會遇到你，回家後注意了幾天，還是沒改善。」她低聲說，「我這兩天直接吃三倍劑量。」

「三倍！」我瞪大眼睛看她。

醫療人員比誰都瞭解藥品和治療，不過，也是最常不遵守醫囑的一群人。在門診開止痛藥給痛經的女生，她們總愛問：「這個藥吃多了會不會怎麼樣？」我都正經回答，「任何一種東西吃多了都有壞處，飯吃多了也會胖。藥袋上的藥品使用方式和劑量，是研究證實有效又副作用最少的最低劑量，依照專業建議使用，就不叫做吃多了。」

某類消炎止痛藥的藥理機轉，有胃黏膜受損的副作用，為了減少病人不適，我們通常會囑咐「飯後再吃，不要空腹吃藥」，同時加上胃藥讓病人一起服用。不過，住院醫師時期，前一天在醫院值班整夜，隔天晨會之後要進手術室上刀，這時候月經剛好來了，等會兒開始經痛起來怎麼辦？只好先吞下會議室常備的黑咖啡加上止痛藥。

記得同時受訓的J在專科醫師考試前，某天在醫院跟我一起查房，悠悠地說，「喔，我昨天頭痛到現在，QID[1]的Cataflam[2]我加倍吃，還是沒改善，我今天書念不完了。」然後一

1 指給藥頻率每天四次。簡單來說是每六小時使用一次的意思，但一般病人不容易自己算小時間隔吃藥，所以配合三餐飯前或飯後、睡前的作息，來維持一天四次的劑量。

2 止痛藥名。

起打開病房門，精神抖擻地問病人，「阿桑，你今天有沒有好一點？」

「唉呦，我知道我這樣不對。」C眨眨眼，頓了一下，「可是最近診所很忙，我老公也忙，小孩子有點狀況，我實在沒時間等出血停住啊。」我心疼，也無力反駁。我自己也是就算扭傷腳或扁桃腺發炎住院時，還是照常值班的人。

「來吧，我先檢查看看。」婦產科很多疾病可以從影像上做判讀，先看再說。

「好。」她立刻站起身準備，「去哪裡做檢查？」真的是又急又快的女醫師性格。我開了檢查單，讓她到超音波檢查室。

早上病人少，檢查報告很快出來。膨大的子宮，消失的子宮內膜邊界，肥厚的一大塊組織在子宮腔內部。

這是什麼？

肥厚組織上有明顯的血流影像，顯示有大量血液供應。當腫瘤有大量血液供應，代表生長快速。除了懷孕，子宮卵巢若有什麼生長快速的東西，通常不是好事。

「欸學姊，長了怪怪的東西啊。」因為是自己人就講白一點，雖然她是內科的。

「是喔。」她盯著我指的檢查影像看。

「看起來不像子宮肌瘤，也不像子宮內膜增生，但就有一坨東西。」這東西很怪啊。

「那怎麼辦？」她問。

「我們先做檢查，但可能免不了要挨一刀喔。」我說得很直接，「當然你吃了那麼大劑量的中藥，是否影響了它，導致影像跟一般不一樣，也很難說。」隔行如隔山，我無法判斷另外服中藥究竟有益或有害。而我的臨床經驗告訴我，如果病人按照標準治療卻總是沒有相對應的症狀改善，一問之下，常是病人自行添了別的補品。她雖然是給專業的學長診治，可是這個用大劑量還壓不下來的東西，到底會對影像造成什麼影響，我們並不知道。

「嗯……」她眉頭皺起來。我想她不是擔心病情，是在想哪有時間開刀。

「我試看看能否幫你在門診取一些內膜細胞檢查好了。」我建議。

「好。」她毫不猶豫。

婦產科是個常常要脫病人褲子的科別，老實說碰到熟人，要內診反而彼此都有點害羞，所以女婦產科醫師常常不在自己工作的醫院做抹片檢查。

打開陰道窺鏡，子宮頸果然有點充血腫脹，這到底怎麼回事？從子宮頸放入細長的採樣器，很順利沒有遇到什麼阻滯，感覺子宮內部很柔軟。子宮脹大的關係，採樣器推入較深，拉著尾端用真空力量吸出部分內膜組織，拉出採樣器一看，柔軟的組織通常很容易可以採樣到子宮內膜，但採樣器的套管中卻只有類似血塊的東西。接著，子宮頸口出現一道血柱。

完全沒有要減緩的意思，水龍頭打開一樣的，暗紅色的血水一直不停流出來。

太奇怪了。採樣後有少量出血很常見，但這出血太多了些。

「學姊，我幫你塞個紗布，壓迫止血喔。」我跟學姊說明，「等一下幫你打一支止血針。」

「好。」她躺在內診檯上，不知道我對她的病情越來越擔憂。

「開刀應該是免不了了。」我說，「我們抽幾個腫瘤指數。」

「好。」她坐回診療桌邊。拉整一下衣服下襬。

「你有懷孕的可能嗎？」一邊鍵入檢查代碼，我一邊問。

「咦，不會吧。」她沒料到這個，遲疑了一下。

「喔喔喔，如果不是非常確定，就一定要驗了。」我的門診經驗是，除非有很明確的原因不會懷孕，遲疑的人通常一驗就中。

「是喔？」她有點害羞。

「反正都要驗血了，一起吧。」我說。

「好。」她很信任我的評估。

「等一下抽血，排核磁共振，你回去規劃一下方便住院的時間。」知道她忙，我希望盡量精簡她的時間。

「好。」下定決心要面對處理的表情。

開了止血藥和收縮劑，提醒她藥物可能會有噁心和下腹悶的副作用，讓她先結案回去。

我只是腦子裡一直在想，這子宮裡雜亂的一大坨影像，到底是什麼？

第二天她主動跟我聯絡，「欸學妹，我下週可以住院開刀。」

「好。」我立刻幫她排入手術排程，申請住院床號。「你提早兩天來住院，我要幫你做腸道準備[3]。」

「好。」連問都沒多問。

「如果這是惡性的東西，手術中就可能需要多拿掉一些東西，腸子還是先做抗菌準備比較安全。」我直說。

3 進行腹部和骨盆的癌症或腸道手術前，會先讓病人採取「低渣飲食」，以減少糞便產生，並合併灌腸，將大腸中糞便排空，再加上預防性抗生素，讓腸胃道細菌數減少。一旦手術必須做腸道切除，或者手術中不慎因沾黏或腫瘤導致腸道破裂時，可降低感染的風險。

「好。」她沒有緊張或驚嚇的樣子。遇到事情要沉著冷靜，這臨床訓練的習慣大概已經深入我們的骨髓，即使生病的就是自己。

「我先幫你排住院日，到時候我跟你們說明手術可能性。」如果是面對一般病人，需要再安排一次門診，說明完可能的手術術式和術中術後計畫，再讓病人決定是否住院和手術。這種「因為是自己人」而省略掉一次門診的流程，並不是好作法，必須建立在彼此非常強的信任之上。

「好。」她沉著到我也嚴肅起來。

「你住院了之後跟我聯繫，請學長也來，他得簽同意書。」我提醒，「手術當天他會到吧？」

「會啦。」她笑了，瞪我一眼。

「好。」我有點不好意思，好像私自揣度了什麼。

她住院前，影像檢查報告出來了。我立刻先點閱來看，放射科的H醫師寫了很長的影像敘述，最後寫了好幾個不能排除的診斷。「不能排除的診斷」和「確定診斷」不同，簡單來說，只要沒有採下檢體送病理檢查，就很難確定，而有「很多不能排除的診斷」，就是「不是常見容易判斷的病」的意思。

在門診採樣時讓子宮腔噴血的內膜切片報告也出來了，沒什麼特別的內膜增生或內膜異常。腫瘤指數不意外的，跟內膜有關的指數高了，但仍無法跟影像和切片結果比對確診。倒是，絨毛膜激素竟然是高的。

絨毛膜激素是懷孕有胚胎時會出現的指數，少數情況下，特定生殖細胞的腫瘤也會造成絨毛膜激素增高的現象。可是，她的子宮腔內部完全看不到懷孕胚胎的影像啊？偏偏這指數又要高不高的，也無法判斷是子宮外孕或懷孕早期。

週日晚上的醫院，急診之外的地方有一種特別的安靜，像是歇息片刻，等待週一一早的所有忙碌。收到學姊的簡訊：「嗨，學妹，我來辦住院囉。」

「嗨，學姊。欸，學長。」我從病房門口探頭打招呼。她住個人病房，比較舒適，也比較有隱私。

「欸，學妹，要拜託你了喔！」學長很熱情而客氣地迎上來，還伸出手來跟我握手。

「學長不要客氣啦，應該的。」我有點尷尬。從學生時代，學長就是如此。偶爾學姊學妹聚會，一堆女生吱吱喳喳的，男生總插不上話，所以除非是帶新交往的男友來給姊妹「鑑定」，不然大家很少攜伴參加。這位學長倒是特別，幾乎總跟C一起出席，而且比誰都熱絡，還會自己找話題找人聊，說起來就是「很會應酬」的感覺。學長後來雖然在中醫診所工作，不過好像「社會業務」比較多，聽C說應酬很多。

「小朋友們在家啊？」他們家兩個小朋友都沒來。這也好，解釋病情時如果小朋友在，依他們一知半解的年齡，還要擔心我們講的內容嚇到他們。

「對啊，先託給阿嬤帶。」C說。我知道C和婆婆對小孩的教養問題一直有點衝突，不過，看來暫時也只能這樣。男人生病時，女人會照常自己帶孩子和工作，反觀女人生病時，男人照常只會工作，帶孩子變成別的女人要來幫忙的事。

「那我跟你們講一下可能的手術選擇。」我拉了一張椅子，在她床邊坐下，「你這個東西感覺很複雜啊。」

「好。」她在病床上，坐直了身子。學長也拉了椅子過來。

「你的抽血報告很怪。超音波看起來一大坨東西，但內膜的腫瘤指數只有一點點高，不符合子宮內膜癌的表現，而且那天幫你做的內膜切片，也沒有惡性組織。」我說。

「嗯。」她和學長都點頭。

「然後那坨東西不排除是突然長大的子宮肌瘤，但影像上又不典型，而且沒什麼理由突然長大還脹起來。」我很誠實地把臨床思考路徑跟他們說，「後來吃大劑量的中藥會不會讓子宮肌瘤腫脹，這個就學長比較懂了。」

「嗯，那個藥應該不會。」學長皺了一下眉頭說。

「接下來是抽血驗出來你有懷孕。」我說。

兩個人都沉默了一下。她的兩個孩子，一個國中一年級，一個國小四年級，應該沒有再懷孕的計畫。

「呃，沒問題吧？」我是不是宣布了什麼不對的事？

「喔，沒事。」她有點窘地笑笑，「時間算起來，可能啦。」她露出在腦袋中回憶日期的表情。

「這樣啊……。」學長只吐出這句話，陷入沉思。欸欸你沒想過會懷孕喔？

「現在的指數還無法看到子宮內胚胎，可是手術很可能要切掉大部分子宮，或者整個拿掉。」我說，「你們有考慮要繼續懷孕嗎？」

「沒有。」她立刻回答。

「該開刀就開刀，不用管懷孕。」學長說。

「好。」那就比較乾脆了，「手術必須把子宮全部切除。這個奇怪的腫瘤占了三分之二個子宮，而且邊緣不清楚，如果只把腫塊的部分切除，子宮也沒剩多少，而且可能出血量會很大。」

「好。」她說。

「當然，如果很不想切除整個子宮，我手術中可以盡量試看看保留一些。」我說。

「沒關係啦，就全部切掉。」學長很果決地回答。

呃，雖然這代表學長贊成我的建議，我也知道他們家沒有再多一個小朋友的規畫，甚至我也認同女人的子宮不是女人非有不可的器官，可是他這麼「果決」地決定「別人的身體」，我還是覺得有點不太舒服。

早期女人受教育少、參與社會決策的機會低，即使家庭是「兩個人共同」的，但經濟與決策權仍多半在老公手上。傳統的儒家和華人社會對家族中的女人甚至是低一輩的「隨孩子稱呼」，更不要說「以夫為天」、「母以子貴」的思想。在醫療現場，醫師解釋病情時，常會不小心傾向「對男性家屬」解釋，或者簽署同意書時找「男性家屬」來作為決定人。

「學姊，你覺得呢？」我問當事人。

「就全切吧，反正我也沒打算要再生了。」她淡淡地說。

「好。那我們做腸胃道滅菌準備，兩天後做子宮全切除手術。」我在手術同意書上寫下術前診斷、手術原因、手術方式，然後做相關說明，給她和學長簽名。

「好。」學姊兩次生產都是剖腹產，女人光是生育這件事，就比男人面臨更多手術風險。

再怎麼專業的人士，因為長了個怪東西要把子宮全部切掉，心裡還是有點壓力吧。

學長倒是一派輕鬆，好像解決了什麼事情似地說，「學妹，那就拜託你囉！」

「不會啦，不要客氣。」我說，「學長，手術那天你會來吧？如果手術中有什麼臨時狀況，還是得徵詢你的意見，而且手術後切下來的檢體，我們通常會拿給家屬看一下。」

「沒問題啦，我信任你。」學長笑著拍拍我，露出輕鬆的表情靠在椅背上。

我其實蠻怕這種手術前什麼都說「沒問題交給你就好」的病人或家屬。如果術前能用謹慎的態度面對治療，仔細反覆確認，一旦有任何非預期的情況出現，事後比較不會有糾紛或怪罪的情況。

「學妹，該切掉就切掉，我沒問題的。」C收拾手上的手術同意書副本，對我說。那聲音與語調像定音鼓一般，把事情給拍定了。學長咧嘴笑著，彷彿是個模糊的影子。

理論上，醫師必須嚴肅看待每位病人，不過碰到特殊疾病或身分的病人，很難不多花些心思準備，包括技術上、資源上，還有心理上。但又不能真的視為「特殊」，不然很難靜下心排除雜念。這是每位醫師面對不同病人的修煉。C的病灶影像，一直徘徊在我腦袋裡，我也反覆在腦中演練，腹膜打開後要先看哪個部位，然後從哪邊開始處理，又因為她有兩次剖腹產記錄，某處如果沾黏要如何小心剝除……。

手術當天，我刷好手進入手術室，住院醫師已經將手術區域消毒完畢，蓋上無菌布巾，C也已經麻醉睡著，麻醉監測機記錄著她的心跳，平緩規律的嗶嗶聲。

「好，下刀。」我依照程序，宣讀完術前病人及術式資料比對後，開始進行手術。

果然如手術前預期，撥開腹膜層後就遇上了黏在腹膜上的腸子，慢慢撥開後，腫脹的子宮就出現在開腹器撐開的手術視野中。

「這到底是什麼？」我在心裡嘀咕。表面不規則的病灶組織已經膨出子宮表面，血管豐沛，紗布觸碰一下就流血。

「好。全子宮切除的器械來，左側。」我伸出右手，身邊的刷手護理師遞上器械，我和總醫師學弟開始把子宮兩側的卵巢、輸卵管附件、韌帶和血管，一一夾住，剪開，縫起來。最困難的是靠近膀胱的子宮頸下段，不只要注意旁邊的輸尿管，還要小心分離膀胱和子宮。手術過的組織介面，跟從未經歷手術的相比多少有所變化，原本可以輕鬆撥開的組織間隔，會因為沾黏或纖維化而變得複雜。這也是為什麼我常常跟病人建議，能不開刀就不開刀的原因——就算身體會復原，但就是不一樣了。

四十分鐘後，順利完成手術。我把縫傷口的工作交給學弟，「叫家屬。」我說，一邊離開手術檯。刷手護理師遞給我裝著子宮的檢體盤，那色澤和尺寸像顆飽滿的石榴。流動護理師[4]

很快拿著病歷，隨我一起走出手術室到專屬的家屬說明區。

「○○○的家屬！」護理師喊。

C的媽媽走了過來。對襟繡花棉襖，黑色棉褲，看得出來C的古典美學素養多少有點受到家庭因素影響。

「她先生說等太久，先去忙了。」C的媽媽有點抱歉地說。

「好。」其實我對學長不在，並不意外。「C媽媽，子宮拿下來了。卵巢和其他器官看起來沒問題，現在在縫傷口。」我說。

「喔喔，謝謝啊。」C媽媽彎腰道謝。

「你敢看嗎？拿下來的東西？」我用手巾蓋著檢體盤和檢體，問她。

讓病人家屬看手術拿下來的檢體，是例行作法，一方面讓家屬瞭解我們拿下了什麼組織，一方面說明術中的發現。但是，平常看慣了檢體，甚至因為檢體「好大」、「好嚴重」、「好特別」而略顯興奮的醫療人員，都忘記一般人要看自己或家人的「內臟」，是多麼衝擊

4 開刀時有一組不用做無菌裝備的護理師，協助手術檯團隊包括聯繫、補充器械、補充紗布等工作。

的事情。曾經有病人跟我說，「我姨丈自從看過我阿姨開刀拿下來的子宮後，從此與她分房睡。」雖說這或許是男人的藉口，但醫療人員也真的沒思考過，我們所謂的一般程序，是否會對一般人造成驚嚇或傷害。

「喔，好。」C媽媽這樣回答，但身體下意識地往後退了一點。

「好。」我緩緩拿開布巾，跟她解釋，「子宮腫脹起來，有變大，這邊紅紅的這裡，就是那個腫瘤的地方。」

「喔好好好……。」C媽媽瞄了一眼，又往後退了兩步。

「沒關係，我也會拍照，給C看。」我趕忙把布巾蓋上，不要再驚嚇老人家。

C的媽媽是退休公務員，對C的教育從小就很嚴格，典型的「少一分打一下」，考九十八分也會因為「明明可以一百分為什麼沒有」而被打的那種。很多女醫師都出身自這樣嚴格的家庭教育，所以「一定要做到最好」、「沒有一百分要檢討」幾乎成為多數女醫師根深蒂固的習慣，不論成績、考試、工作或家庭。

「C媽媽，你可以先回學姊病房等。傷口關好後我們會先進手術恢復室，再觀察半小時，等麻醉退了之後，就會回病房了。」我補充。

「好好好，謝謝喔。」C媽媽不斷點頭道謝。護理師遞給她家屬術後說明的確認單，交代她術後注意事項。都說女人嫁入夫家，就是夫家的人，死是夫家的鬼，入宗祠是夫家的牌位。可是生病時，來照顧的通常還是娘家。

「林醫師，我這邊病理科。」術後六天，病理科的K醫師打來。

「喔，K醫師，是關於上週那個子宮嗎？」我每天都在等病理科的報告。學姊術後四天恢復得不錯，先出院回家了。家裡還有兩個孩子，「一直住院不方便。」她說。

「對啊，欸你那個病人啊，是侵犯性葡萄胎欸！」K醫師是資深的病理科前輩，我大學三年級的病理學就是他教的。

「啊？侵犯性葡萄胎？難怪我驗beta-hCG[5]有高。」這是個發生率大概千分之一的疾病。

葡萄胎的超音波診斷會有很特別的表現，一般從月經過期、發現懷孕、早期懷孕子宮表現異常，再到診斷性子宮內膜搔刮術，就會發現這種來自於染色體變異後的異常胚胎。可是C的就診表現和病史，完全是從異常出血、腫大腫塊和偶然驗到妊娠陽性過來的。

5　絨毛膜激素，懷孕時由胚胎的細胞分泌。

「這個很少見啊。」K醫師說，「而且，她這個腫瘤已經吃穿了子宮外漿膜層，再晚一週就會吃到膀胱，而且會大出血，那時候可能就來不及救了。」

「幸好。」答案揭曉，我冒出一身冷汗，「K醫師，謝謝喔。」

「這個案例很少見，下週我們病理科討論會拿來討論喔，再麻煩你來參加。」K醫師愉快的聲音，結束了電話。

「好，謝謝。」我掛上電話。

今天下午C會來門診追蹤傷口，剛好病理報告確定了，我可以跟她說明確定診斷和討論接下來的追蹤治療計畫。這算不算救了她一命，我不知道，至少我們知道，她差點死了。面對疾病，我們總有無數的未知。

「再晚一週可能會大出血來不及救了。」K醫師的聲音在我耳邊迴響。

很多時候，命不是醫師救的，是老天救的。

中毒

關於傳統性別分工這件事，醫師也不例外。選科時，女醫師多半選擇「可以照顧家庭」的科別，或者可以單純上下班的診所工作。醫學中心的外科系，工作壓力大、工時長，又必須撥出時間做研究、教學、開會、兼行政業務，除非可以獲得家庭充分支持，否則比男醫師辛苦困難地多。婦產科女性醫師的比例雖然有越來越高的趨勢，不過，因為有孩子或家庭要照顧，願意選擇二十四小時都要準備接生的女醫師還是相對少一些。W學姊就有幾次在陪孩子出門時被找回醫院接生，她的小孩只好跟著來，站在產房角落等媽媽把工作做完。不過不愧是婦產科醫師的孩子，國小一年級的年紀，聽到產房裡的女人又哭又叫，自己的媽媽戴著沾滿血的手套走出來，眉毛都不抬一下的。

當產科醫師，生活裡會逐漸產生一些特殊考量，譬如買車時會挑藍或黑色等「男人的顏色」，避免半夜出門接生時顯露出「女生半夜單獨在路上」的訊息；不穿太長的裙子、不買緞面或麂皮的鞋，以免緊急接生來不及套隔離衣換工作鞋，噴到血之後洗不乾淨；每雙鞋都有沾到血後拿酒精棉球清不乾淨的痕跡；因為產科有高度醫療糾紛的風險，前男友擔心又不敢反對之下，只好說，「我家是有田可以賣啦，如果你以後真的需要賠償金的話。」當然，手機不離身，且保持開機狀態，確保自己隨時能被產房聯繫上，而且必要時立刻動身出門；只要產房有待產產婦，就不能喝酒、失眠再嚴重也不能吃安眠藥，以免真的睡沉了起不來（不過產科醫師很少失眠的）。

開始擔任主治醫師沒多久，來找我產檢和生產的孕產婦已經越來越多。有些是本來找前輩醫師產檢的孕婦，因為不想久候而改掛我的診，有時候是前輩醫師到外縣市開會或晚上暫時不出門接生，也會交代把孕產婦轉給我。實習和住院醫師的飲食禁忌是鳳梨，因為怕旺（醫師也是迷信的），但一旦成了仰賴業績制[6]的主治醫師，尤其是年輕醫師，通常非常願意積極多接一些病人。例如J學長剛開始執業時，每天晚上會自動到急診室「巡」留院觀察卻還沒找出病因的病人，他會幫忙做婦科檢查，若剛好找到可以由婦產科處置的病人，他就收下了；或是半夜其他前輩醫師不想接的急症，他也願意隨叩隨到。有些醫師的臨床經驗累積和病人數量增加，就是這樣苦工來的。

女醫師願意接生的不多，科裡就只有我和另一位學姊。慢慢的，院內物理治療師同事群成為我的產檢接生大宗，細胞學實驗室的同事群也來找我產檢接生。有天加護病房的護理師S戴著口罩、穿著醫院制服的粉紅色背心出現在門診說，「我最近變笨了，我同事說我大概是

AP[7]了。」我和跟診護士一起笑出來。待驗出結果，她真的懷孕了，又是一陣大笑，「果然懷孕會變笨，你同事沒說錯。」

總覺得這是一種幸福的負荷，我不只成了醫院裡第一個知道許多女同事懷孕的人，比她們的老公還早，也成了看到她們腹中胎兒的第一個人，陪伴她們看著超音波螢幕下那一開始只是一個小亮點的胚胎，逐漸辨認出眼睛、鼻子、嘴唇；看胎兒在羊水中揮舞著手，看他們岔開的腿中間清楚的性徵，當然，還有陪著她們遭遇下腹日益沉重，雙腿因久站而水腫，分娩過程用力到滿頭大汗，臉頰微血管破裂變成小花臉，以及產後腹部鬆弛的過程。

「靜儀醫師，換我找你產檢了。」樓上小兒科病房的護理師U，很瘦，一雙大眼，畫得有稜角的眉毛，燙捲了的短髮塞在雙側耳後，我總覺得她薄薄的嘴唇配上微翹的嘴角有一種特別的美感。穿著很合身的護理師制服，短版上衣和長褲，袖子總是捲到手肘，俐落的感覺。

6 除了少部分大教授或特殊資歷醫師，其他多數醫師的給薪是採取PPF（proportional physician fee）制度。醫院從健保針對檢查、手術、藥品的給付中，提撥一定成數予醫師，所以醫師的病人越多、刀開越多、治療或檢查越多，薪資越好。

7 At pregnancy的簡稱，醫護人員稱懷孕的習慣用詞。

「好啊，恭喜你！」翻開她遞過來的孕婦手冊，診所學姊已經幫她確認了懷孕週數和預產期。「好喔，你等一下到諮詢室找C護理師，她會跟你講之後的產檢流程，然後今天要先抽血。」婦兒本一家，大家工作久了，都熟。

「好的。」她自己在檢查單上蓋醫師執章，拿著待填的初次檢查單據，「學姊，我自己來就好。」向門診護理師鞠個躬，又向我鞠個躬，怕佔用門診太久時間似地迅速出了診間。

「哈哈，慢慢來。有不舒服隨時找我喔！」我趁她還沒關上門，大聲叮嚀，揮了揮手。

「好。」話音剛落，門就關上了。

「靜儀醫師好！」照預約時間，她來第二次產檢。打開門，向我彎腰鞠躬，然後迅速走過來，翻開孕婦手冊中「本日記錄」那頁，放在桌上。

「都還好嗎？會不會噁心嘔吐？」我點開上次的抽血報告，「上次抽血報告都正常喔。」

「我知道，我有先看過報告了。」她站著，沒打算坐下。

「好。今天超音波應該可以看到手腳囉，我們來看一下。」我一邊在電腦上輸入記錄，一邊示意跟診護理師幫忙準備檢查。

「學姊，我自己來就好。」她很快地脫下護士鞋，躺上檢查床，還自己拉起診療隔簾、拉下褲頭，在自己下腹皮膚上塗抹超音波檢查用的潤滑凝膠。

「唔，你動作好快。」想來她的工作效率也是這樣來的。

「你門診人多，我不要占你太多時間。」當醫護人員自己是病人時，常有兩種極端，一種是拿自己「什麼都看過、什麼都會」來要求負責照顧的護理師「小心點啊，就不要給我逮到你做錯」，另一種是「沒關係，我能瞭解你的忙碌和無暇分身」，後者總讓人貼心溫暖。

因為瘦，超音波檢查影像品質很好，頭蓋骨、胸腹、四肢、羊水、胎盤，很快一一確認完，我依例印出一、兩張超音波影像給她留作紀念。

「我自己來就好。」本來要幫她拿擦拭肚皮的紙巾，她舉起袖子捲到手肘的右手，示意我不用幫她。

「好。」我回到診療桌上，「你動作要練習慢下來喔，不然肚子越來越重之後，容易拉傷腹部韌帶。」

「好。」她很快穿好衣服，站到桌邊來，一樣不打算坐下。「謝謝醫師，我自己去跟諮詢師C約下一個檢查。」她對於產檢流程很熟悉，「學姊，我外面等你預約單。」她一溜煙就出診間了。熟悉自己的身體、熟悉檢查程序，不拖泥帶水，真是非常俐落的女人。我想像她之後帶孩子，大概也是這樣吧。

接下來的幾次產檢，照一般時程，她的檢查一一過關。她的急性子，即使當了孕婦也胖不太起來，從頭到腳只有膨出的肚子看起來像孕婦，背面身形跟懷孕前完全一樣。

她怕麻煩別人、不好意思佔我們門診太多時間的個性，我和門診護理師也習慣了，只好趁她躺著接受超音波檢查時，把我該叮嚀、該問的一一講過。她像個好學生，睜著大眼睛，「好。」回應我每一個叮嚀。

三十週的產檢，發現前兩次偏高的血壓，這次更高了。

「欸，你睡得好不好啊？」睡眠不足血壓容易偏高。她瘦伶伶的，不是高血壓的好發群。

「還好。」因為肚子大了，她改穿寬的裙版護理師制服。她還是照常上班。這點我滿支持，懷孕不是生病，沒必要什麼都不做只躺著養肉。

「你之前血壓已經慢慢高起來，到這次已經超過標準太多了。先開血壓藥給你吃，同時早晚做記錄給我。」開了常用的血壓藥，她比一般孕婦熟知孕婦安全級數，沒有多餘的擔憂。

「好。」她還是快速回應我，「那我先吃藥，做記錄。」

「注意水腫。如果腫得很厲害，隨時來檢查。」我得開始幫她注意子癲前症了。

「好。」她沒有太緊張，但表情稍微嚴肅了一些。

再過兩週，血壓還是高的，尿液出現微量蛋白質，雙腳脛前也有一些水腫了。

「你快出現子癲前症了。」我解釋了幾個重要的檢查結果。她是小兒科病房的照護專業，對這個疾病並不陌生。

「我可能要準備住院，對嗎？」她一邊問，一邊努力套上避免水腫的加壓彈性襪。護理師和工作必須久站的女性，懷孕時穿上協助血液回流的襪子，可以減少腳踝水腫的程度。

「還有距離五週才到足月，是有這個可能性。」不像一般孕婦或病人因為不理解而有額外焦慮恐懼，雙方都是專業人士時可以直接針對病情討論，溝通起來相對順暢。

「好，我先跟護理長講一下。」醫護人員在醫院工作久了，總有一種咬牙的堅強。產檢自己來，住院自己辦，可能需要請假時，第一個考量是不要造成其他同事排班麻煩。為了謹慎起見，我約她一週後回診。

規律服藥讓她的血壓稍為降了一些，但照標準來說依然是高血壓，尿液中的蛋白明顯增加了，水腫也出現了。我按壓她的脛骨側皮膚，凹下的痕跡十分明顯。

「好，住院吧。開始硫酸鎂治療。」我開門見山地說。

「好。」這週她大概也做好了心理準備，「我也覺得住院會放心一點。」

「是啊，我們可以每天監測胎兒狀況和你的血壓控制，我也放心一點。」自己的同事，跟一般孕婦一樣，都是疏忽不得的。

不知道是熟知疾病發展、信任我或是故作堅強，她沒有太多擔憂的情緒，很快地帶著住院所需的簡單家當，依標準換上病人袍，她成了實習醫師第二天早上病例報告時「三十三週，子癲前症住院，$MgSO_4$[8]治療中，給予促肺泡成熟類固醇」的個案。

二十四小時滴注的硫酸鎂治療開始沒多久，她的血壓就回到標準值，尿蛋白和水腫情形也獲得改善，我和她都放心許多。看來，有機會用藥控制直到足月分娩。

「有沒有什麼不舒服？」每天例行查房，我帶著住院醫師和實習醫師到病床前看她。

「都還好。」她穿著病人袍，精神清朗，床邊是看一半的羅曼史小說，透露了她這個準媽媽依然的少女心。

「血壓維持穩定，你對硫酸鎂反應很好。」我翻翻病歷記錄，「昨天做的超音波檢查，小朋友體重增加速度也很正常，沒有受到影響。」

她開心點頭。

「胎動都好嗎？」胎動是胎兒在子宮內健康狀況的表徵。

「很好。」頭髮長了，她把捲捲的頭髮束在腦後。

「可以多吃一點肉，補充蛋白質。」離開病房前，我叮嚀。

「好。」她下床，向我鞠躬，「謝謝醫師。」

她病情比預期穩定，病房護理師體諒同事，訂便當時會替她也訂一份，偶爾加杯飲料。

在孩子出生前，她也算趁機享有不工作的悠閒生活，只是住醫院，稍微有點不方便就是了。

「靜儀醫師！U暈倒在廁所！」早上門診看到一半，病房打來，口氣非常緊急。

「我立刻上來！」我衝出診間，朝電梯跑去。

衝進高危險妊娠病房，整個婦產科病房的護理師全在裡面，急救車已經推進來，三個護理師正試著把U扛到床上，她渾身軟綿綿。

「U！你哪裡不舒服？」我和病房護理長T對著她大喊。

「嗯……我不知道……」U虛弱而無力地回答，但至少神智清醒。

床邊的生命監測儀兜上去，即時的血壓測量，偏低，不是子癲症發作。

她像個布娃娃一樣，全身癱軟，手腳完全舉不起來，呼吸很慢，心跳也慢。

使用硫酸鎂治療的孕婦，床邊都會備著檢測肌腱反射的扣診槌及葡萄糖鈣解毒劑。鈣離子能跟鎂離子競爭運動神經元末梢接受器，避免鎂離子全面攻占接受器而導致肌肉麻痺。一旦血液中硫酸鎂濃度過高，達到中毒劑量，全身肌肉會過度鬆弛，嚴重時可能導致呼吸和心

8 即硫酸鎂，可讓肌肉放鬆，達到降低血壓和避免痙攣的效果。

跳都被抑制，而有生命危險。我拿起扣診槌，敲她的手肘韌帶：沒有反射反應；敲她的膝關節韌帶：沒有反射反應。

「硫酸鎂中毒！快注射葡萄糖鈣！」我向身邊的護理師喊。

T早就準備好了，立刻開始注射。旁邊其他護理師已經幫U罩上氧氣罩。

「她原來點滴的量是多少？」T注射完解毒用的針劑，抬頭看著幾乎空了的點滴瓶。

「應該還有三分之二瓶才對啊。」輪值她這床的護理師X說。

「哇！怎麼會full run，！」T檢查到點滴輸液延長管的控制器，大叫。

「Full run！天啊！難怪！」病床邊所有人都大驚。

U使用的硫酸鎂治療，是嚴格固定每分鐘滴數以控制準確劑量的，和多數在急診為了補充體液或方便給藥比較鬆散的滴注方式不同，因此，會將點滴輸液管的控制處全開，然後放入特殊的點滴控制機器，由機器精密確定點滴的每分鐘滴速。

這一驚，大家才發現，控制滴速的機器插著電源，乖乖掛在床頭的固定點滴架上。而暈倒的U從浴室被抱出來的時候，手上接著的點滴管，是離開控制的全開狀態。難怪會出現藥物過量導致的肌肉麻痺！

主責照顧她的護理師嚇呆了，護理長T說，「這是怎麼一回事？」

躺在床上，套上了氧氣面罩，還很虛弱無力的U很小聲地說，「學姊對不起……我……我想今天會換手上的點滴針頭，就……想趁學姊來換之前……去洗個澡……這樣……也順便……換身上的病人袍……對不起。」

長期住院打點滴的病人，因為身上牽了一條點滴延長管，穿脫病人袍不方便，通常很難天天洗澡洗頭，有些時候，會趁每三天更新一次留置軟針頭時，暫時不接點滴，讓病人可以自在地洗個澡。

U其實只要跟護理師講一聲，就會跟一般病人一樣，移除舊留置針頭後讓她暢快沖個澡、換新的病人袍，再來幫她打新的留置針頭就好，但她一直都是不想多麻煩人的個性。專業背景的她，雖然熟知怎麼把點滴移出控制機器，卻忘了把全開的點滴控制器關起來，導致洗澡過程中硫酸鎂全速灌注，洗好澡後全身癱軟，差點抑制心跳呼吸危及生命。

誰都沒想到，我們病房有史以來第一個硫酸鎂中毒的病人，發生在體諒同事的護理師身上。

9 點滴到進入血管的針頭間，長長的輸液延長管有一個流量控制器，可以控制點滴灌注的速度。完全不控制流速讓點滴以最快速度灌注，稱為full run。

沉默

「學姊，我今天要檢查。」P遞上孕婦手冊。她是眼科門診的護理師，雖說不同科，但也不算陌生。

「你懷孕囉？」Eva接過P的孕婦手冊，笑著說。

「嘿啊，也該AP了。」P前年結婚，來門診送過喜餅。在臺灣，被催著結婚之後，下一步就是被催著懷孕，要說沒有壓力，大概是騙人的。

P身後還跟了一個中年婦人。「我婆婆。」P介紹。

「不好意思，麻煩你們啊。」這是P的第一胎，婆婆喜孜孜的。彎腰跟我們打招呼，笑得嘴都合不攏。

「阿姨麻煩你站這邊喔。」Eva說。

「好，謝謝。」婆婆年紀不大，簡單燙過的染黑及肩捲髮，對襟黑底繡花毛衣，黑長褲，低跟鞋，顯得優雅。P的老公是外院醫師，是護理師和醫師的常見配對。這樣的產檢老公通常缺席，因為「你們自己院內會照顧你」。

P躺著，不好顯得忽略婆婆，貼心地問，「媽你這樣看得到嗎？」

「可以。」婆婆緊盯著螢幕。其實還沒開始檢查，螢幕還是黑的。

「第一胎很開心吧。」我站在Eva身後，對P笑了一下。

「有點緊張。」P吐了一下舌頭。

「很開心啊，我期待很久欸。」婆婆的高興完全隱藏不住，雙手握在胸前，帶著「夢想成真」的表情。

「這個是頭，我們先量一下頭寬……」Eva開始檢查。

「啊，這是頭喔。」婆婆看著營幕上羊水顯示的黑色背景中，圓圓一圈的頭骨。其實P的懷孕週數才大約十六週，胎兒不到三百公克。

「你看，小朋友手手放在頭兩邊喔。」螢幕上胎兒的手臂在頭的兩側，這是胎兒在子宮內常見的姿勢。

「啊，好可愛喔！」婆婆提高了聲調，彷彿眼前看到的是一個粉紅色的棉花糖。

「媽，他現在只有骨頭，還好而已啦。」P有點囧，試著緩和婆婆的誇張。

「這是大腿骨，是十六週的長度沒錯。」Eva繼續檢查。

「喔，大腿喔。」婆婆跟著覆誦，「有沒有很長？」

「阿姨，現在這週數，都一樣啦。」Eva忍著笑。
「啊，沒有比較長喔。」婆婆有點失望，對每個檢查結果都好認真。
「現在沒有差啦。」Eva笑著回答。
P有點不好意思，「媽，現在才幾公分而已啦。」
「啊哈哈，我想說我兒子還滿高的。」婆婆總是想炫耀一下兒子，我們都一起笑了。
「沒關係，快足月的時候再看看。」我緩頰，婆婆覺得這說法讓她滿意。
「男的還是女的啊？」婆婆問。
「阿姨，我看大腿沒辦法知道是男是女欸。」Eva拿婆婆的語病開了個玩笑。
「啊？」婆婆愣了一下。
「我現在在檢查大腿啦，大腿沒有在分男女的。」Eva只好正經地再講一次。
「哈哈，對啦對啦。」婆婆有點不好意思。
「唉呀，媽你不要急啦。」P小聲勸了一下。
「好，頭寬、大腿骨長標準，預產期不用調整[10]。」Eva跟P說明，「羊水量和胎盤位置也正常。」其實這些才是檢查重點。
P認真聽，笑著回答，「好。」

「男生還是女生啊？」婆婆實在耐不住，一直沒聽到她要的答案。

「你要知道性別嗎？」Eva特別問P。偶爾會碰到表明「不要告訴我性別」的夫妻，所以我和Eva會特別先確認一下孕婦或先生的想法。

「好啊。」P一派輕鬆。

「我看看喔……」Eva手上的超音波探頭在P的肚皮上滑動。

「嘿啊嘿啊，看一下啦。」婆婆持續著很興奮的語氣。

「喔，這邊，」Eva指著螢幕，「腳開很開，很清楚，沒有雞雞，女生。」

突然一片沉默。原本一直在興奮狀態的婆婆一句話都說不出來。我和Eva像是目睹了一件不該被看到的事情，尷尬了起來。P被突然的沉默嚇到了。

半晌，婆婆才吶吶地出了聲，「女的喔……」再次陷入沉默。

超音波室裡幾分鐘前的興奮笑聲彷彿突然被抽空，空氣中充滿了從四面八方冒出鬼魅似的尷尬，而且，鬼魅們帶著冷意。

---

10 預產期通常以最後一次月經日期推估，懷孕早期再以超音波檢查做預產期修正。

「女的也很好啦。」婆婆打破沉默，硬擠出了像要說給其他人聽，可是其實是安慰自己的話，「沒關係，還有第二胎啊，再生就好了。」婆婆再補一句，試圖降低自己的失落感，但是，這句「安慰」，簡直像插在P心口的一刀。

直到檢查結束，我們都沒人再說一句話。P沉默地拿著孕婦手冊走出檢查室，婆婆陷入自己難以收拾的失望情緒中，無暇顧及任何人。

權威

「欸，我有個遠房親戚的媳婦，要來待產，我很久不接產科了，你接吧。」B醫師電話那頭很簡單地交代。

在受訓的醫院繼續擔任主治醫師，所有同事都是自己的老師和學長，好處是自己遇到困難個案時可隨時求救或轉介，不像一拿到執照就在外開業的學弟妹，凡事必須自己摸索，壓力很大；壞處是前輩們遇到不想接的研究案和行政事務，隨時可能交給我，彷彿我還是科裡的總醫師一樣順理成章，加上我還比其他總醫師學弟妹多了一張專科醫師執照，不但耐操，還更好用。

「我下個月有一場媽媽教室，要講如何避免生出過敏兒，你幫我準備一下。」

「幫我寫一篇產後出血處置，兩週之後雜誌要的。」

「K醫師要找我討論一個研究，我沒什麼興趣，我叫他找你聊。」

「欸我在門診，等一下那檯lapa[11]你幫我帶住院醫師開一下。」

「下週四公衛系有一門課，你去幫我上。」

從住院醫師短白袍，換成主治醫師的白長袍，我依然是老師們的學生。

其實在住院醫師時期，各種不在受訓手冊上的雜事很多，例如幫老師準備上課講義、幫老師教醫學系學弟妹的課、幫老師寫各種雜誌需要的衛教文章、幫老師準備演講資料、幫老師半夜接生、幫老師帶學弟妹開刀……這些「幫」的過程，我必須找資料、讀書、準備教材、練習書寫論述，邊教邊學，最後，所有過程通通成為未來擔任主治醫師時的養分。我不只一次在自己獨當一面時，發現幾年前「幫」老師做事累積而來的知識與經驗養成了自己的能力，其實是件不賴的事。

「林醫師，B醫師有一個產婦，說要給你。」產房電話來了。

「對，他有跟我說過了。」我跟產房確認。

「那我讓他們去辦住院囉。」電話那頭是資深的產房護理師S。

「現在產兆怎麼樣？」我問。

「開兩指，poor，high，痛得還不錯[12]。」產房護理師S回報。

「好，那就觀察看看。」第一胎，看來有得等。

產婦何時要來待產，沒人可預知，所以產科醫師必須隨時待命。但當個案一多，一週可能不只五天都有產婦在待產，如果沒稍微預估產程進度，日子大概就沒辦法過了。例如，如果有子宮收縮良好、子宮頸成熟度很好的第二胎產婦待產，產科醫師就要盡量待在醫院附近，準備隨時要回醫院接生；如果是才剛剛進入產程的第一胎產婦，直到分娩可能耗時十八小時以上，那產科醫師只要隨時保持聯繫即可。當然，經驗多了之後，預估會越來越準確，產科醫師較容易安排自己的時間，但無論如何，都無法避免出乎意料的產程進展。

吃過晚飯，到產房去看看產婦。

「嗨，我是林醫師。還好嗎？」晚上換小夜班人力，護理師L陪我去待產室看產婦。

「還好。」穿了產房的粉紅色病人袍，產婦半坐臥在待產床上，這個床對大腹便便的她來說有點窄。

烏黑的長髮，為了方便躺臥，紮成雙邊的低馬尾，有幾縷散在雙側額邊。皮膚白淨，顴骨處不像常曬太陽的孕婦那樣有斑，也不顯浮腫，沒有因為懷孕而太顯折騰的模樣。她有種平易近人的優雅。

11 開腹手術laparotomy的簡稱。

12 指子宮頸擴張的情況，進入產程後，透過手指伸進陰道內診，可知道子宮頸擴張的情況。Poor指子宮頸還未足夠軟化。接近分娩時，胎頭還未固定進真骨盆前，表示胎頭仍高，稱為high。

她的先生從陪伴椅上起身對我微微點頭，「林醫師你好，拜託你了。」黃色格子襯衫，袖子捲到手肘，金框眼鏡，斯文秀氣的樣子。

B醫師在科內向來好名士風格，相對於多數不修邊幅的男醫師，他不但總可以維持著整齊乾淨的外表，服裝看得出來都是仔細挑選，打造出低調卻優質的品味。產婦和老公也跟B醫師有類似的氣質，我想像過年他們家族團聚時，年夜飯會吃得安安靜靜，小孩吃過飯都在看書，大人不會喝酒吆喝、打麻將意見不合還摔東西。

「子宮收縮得還不錯，不過子宮頸成熟度不是很好，子宮頸開得有點慢，在現在才差不多快五公分[13]。你又是第一胎，待產時間會長一些喔，要有耐心。」我看著她的產程記錄，向他們說明。

「好。」她微笑，點點頭。產婦看起來有些疲倦，畢竟待產一天了。

「第一胎從進入產程到寶寶出來，大約十八到三十二小時，不像電影演的，肚子一痛就馬上出現生產的場景。」我習慣給一些數字，這樣產婦和家屬對「還要等多久」比較有概念，而且心理學上來說，比預期時間短會讓人比較開心點。「一痛就生大概是第三胎了。」我笑。

她和老公也輕聲地笑了。

「待產很耗體力，睡得著的話就睡一下，可以正常吃點東西。」我說。

「呃……」正好來了一次子宮收縮，她忍著痛，雙手下意識地抓住床欄，只能低聲回應我。先生在旁邊撫著她的背。

「如果腰痠得厲害，可以幫她熱敷或按摩。」我鼓勵先生。

「需要的話，護理站可以提供你們熱水袋。」產房護理師L補充，「熱敷腰部有時候會比較舒服。」

「好。」先生回答。產痛通常持續一分鐘左右，有效的子宮收縮必須每三到五分鐘一次，以產程通常十幾個小時來看，可以想像產婦光是承受子宮收縮的不適，要經歷多少辛苦。

「如果真的非常不舒服，我們可以給你舒緩肌肉痙攣的針。」我說，「必要的話也可以請麻醉科醫師幫你打減痛分娩。」

接生是婦產科醫師非常基本的工作，在住院醫師訓練過程，最初學的就是產科照護和接生。有些孕婦會擔心「接生醫師不是產檢醫師，怕醫師不知道自己狀況」，其實，除了特別的產科併發症或高風險妊娠病人有特殊交班需求，只要是合格的婦產科醫師都可以立刻接手一

13　子宮頸全開約十公分。

般接生。當然，產檢醫師同時是接生醫師的好處，是經歷過數個月規律見面的產檢過程，彼此建立了信任基礎，也可以在產檢過程中提供和討論關於分娩的必要資訊，而不至於到了待產時才匆促做一些決定。

譬如減痛分娩，臺灣坊間婆婆媽媽的錯誤謠言太多了，常常造成產婦對這項重要產程選擇有偏見。醫師如果可以詳細說明優缺點，讓產婦依據自己的狀況決定，其實對待產品質不是壞事。我通常在給孕婦產檢時，就提供這些資訊讓孕產婦回家跟伴侶討論。她不是我經手產檢的，只好現在趕忙補充。

「應該還可以忍耐。」她抹抹額頭的汗，微微笑了一下。

「好喔，加油。」我拍拍她手臂，給她鼓勵。「能睡就睡一下。保持體力。」我再叮嚀。雖然我們都知道那每三到五分鐘來一次的產痛，很難讓人睡著。

我和L轉身走出待產房，回到護理站。

「林醫師，B醫師剛好打電話來。」產房小夜班通常三個人上班，護理師D遞過話筒。

「好。」我接過電話，「學長，我剛來看她。痛得不錯，不過子宮頸開得比較慢。」

「好。」B醫師向來聲音低沉，情緒不明顯，「需要的話就C/S[14]。」

「應該還不用。」我說。

「好。」他回答。掛斷了電話。

我打開病歷寫記錄。

「咦，林醫師你剛好在喔？」產房護理站電動門打開，伴隨一個男人的聲音。

原來是另一位平常產檢的孕婦，老公陪著她來。

「欸，怎麼啦？」看來又一個待產，第二胎的孕婦，上一胎也是我產檢接生的。

「破水了。」孕婦彎著腰，一手捧著她足月沉甸甸的肚子，一手讓老公攙扶著。老公的另一手，提著簡單的行李包。第二胎的產婦通常熟門熟路，沒有第一胎的緊張和期待了，再加上生活中已經有一個幼兒，很難好整以暇。她穿著舊的孕婦裝，隨意盤著的頭髮，穿歪了的拖鞋，勉強對我笑笑，雙頰皮膚的斑因為懷孕而變得更深。女人懷孕很美，但也憔悴。

「哈哈，好。」我笑著回答。

「先生你去幫太太辦住院。」護理師D拿待產病人袍給產婦，帶她到待產病房，同時給先生住院單。

14 剖腹生產cesarean section的簡稱。

「好喔，檢查結果再跟我報告喔。」今天晚上大概沒得一覺到天亮了，先回家洗澡去。

凌晨四點，電話響。「林醫師，那個第二胎可以囉。」大夜班的護理師T通知我。

「好，我過去。」開燈，換衣服出門。

第二胎產程快，產婦和接生團隊相對輕鬆很多，產婦配合護理師指導，憋氣用力，我戴好手套剛好迎接胎兒娩出。十分鐘，新生兒已經擦乾身體，被粉紅色毛巾包裹著，趴在媽媽胸口。我指導住院醫師縫會陰傷口，確認產後子宮收縮良好，回到產房護理站寫病歷。

「第一床現在進展如何？」我瞄了一下產房牆上記錄各床進程的白板，上一次內診結果是六公分，有些慢。

「痛（子宮收縮頻率）有拉長，大約七到八分鐘一次。」護理師T說。

「我去看她一下。」我往待產病房走，護理師T立刻跟上。

雖是半夜，產婦和先生並沒有睡覺，見我進入病房，先生連忙起身，「林醫師，這麼晚？」

「我來接生其他產婦，就過來再看一下你們。」產婦和家屬常常很訝異「怎麼白天半夜都看到你」，住院待產讓他們發現產科醫師的生活有多「悲慘」，儘管如此，他們也不會因此就同意我半夜不來接生就是了。

「產程有點慢，子宮收縮的頻率也拉長了。我建議上一點子宮收縮劑，讓收縮頻率頻繁一點，不然要等很久。」胎兒監視器持續監測胎兒心跳，護理師把聲音調小，變成怦怦怦的背景音。

「寶寶心跳變異度一直都不錯，產程雖然慢下來，但不用擔心。」我指著胎兒監視器持續印出來的記錄。

許多人批評待產過程的胎兒心跳監視器「很不人性」或「一直綁在肚子上讓人行動不自由」，產科教科書上也說這個監視器「不是待產必須的檢查」，而且無助於減少新生兒併發症或死亡率，但是，「為什麼沒有裝監視器」是一旦發生醫療糾紛時可能被認為「應注意而未注意」的醫療缺失，誰敢冒這個險呢？產程越久，我們越不敢不裝監測機器。

「好。」她的雙馬尾已經凌亂，一天一夜的待產把她折磨得連說話都沒力氣。

「現在上藥，還是讓你睡一下再上藥呢？你可以先睡一下。」我與她討論。

「那晚一些再上藥。」她輕聲地說。

「好，那你趁現在睡一下。」我回頭跟護理師D說，「白班的時候上四分之一劑量Piton[15]。」

「林醫師，謝謝。」先生坐在陪病床上，輕聲說。他看起來也累了，黑眼圈和冒出的鬍渣

15 促進子宮收縮藥品。

讓臉暗了兩個色號。

「沒事，那先這樣。」我也要回家再睡一下。

以前比較年輕時，說睡就睡，說醒就醒，現在稍微困難一些。尤其遇到特殊一點的待產個案，無法放鬆精神，睡得淺。

七點多就醒來，打電話到產房追進度。「哈囉，待產一現在怎麼樣？」我問。

「痛拉長了，子宮頸一樣六公分，準備給她上藥。」護理師D在電話那頭回答。她的大夜班再一小時就結束，正準備與白天班的護理師交班。

「好。」我趕忙捲了棉被再睡一下。

十一點多了，產房還沒通知接生，第一胎果然慢。出門到醫院看看，午餐就直接吃醫院裡便利商店的微波食品吧，準備下午門診。

「待產一現在怎麼樣了？」我走進產房，剛剛有另一床分娩完，護理師S正在收器械。

「七公分。」正在寫記錄的實習護理師學妹抬頭回答，「一個多小時前七公分。剛剛破水。」

「好。」有一些進展，雖然慢。

「B醫師早上有來看過。」護理師S邊說，邊陪我走進待產病房。

「還好嗎？我檢查看看喔。」我邊戴上手套準備內診，邊問她。

她躺著，病房薄被蓋在下半身，病人袍敞開，露出膨大的足月肚子，上面綁著監視器，左手點滴吊著促進子宮收縮的藥品。

「嗯。」因為收縮藥的關係，收縮頻率加強了，從她表情看得出痛得比半夜時厲害些。

「七公分，子宮頸有比較軟，胎兒頭下降了一些些。」我邊內診邊跟她說，指尖已經摸到胎兒的頭髮，產科真的很有趣，都摸到胎兒了，但就是不出來。

「嗯。」內診並不舒服，有時到子宮頸全開能分娩之前，要經歷十數次，最後產婦常常會放棄內褲穿穿脫脫的過程，直接光著下身。

「已經超過兩小時以上沒有進展，你的狀況符合產程遲滯的標準，不過產前檢查估起來胎兒並不特別大，胎兒心跳也都好，是沒有非剖腹不可的必要。」我說明我的評估，「你們覺得呢？」

「我想再等等看。」她說。先生看她，也轉過來向我點點頭。

「好，是可以再等。」我也贊成。除非有緊急剖腹的必要，不然我通常願意陪產婦等。回到護理站，寫完病歷記錄，我跟B醫師說一下進度，好歹他是學長，也是家屬。「學長，她現在七公分，胎頭有下來。我們已上Piton在催。」

「好，需要開刀就開。」B醫師一慣低沉而緩慢地說。

「她要再等等看。」我回答。

「好吧。」他簡短回答，掛上電話。

下午門診婦科病人較多，檢查項目也比較多，門診總是忙成一團。趁檢查空檔，我撥電話回產房追蹤，「待產一現在怎麼樣？」

「痛得很好，她有點受不了痛，剛剛給她打了一支肌肉鬆弛，好一些。」護理師S回報進度，「子宮頸勉強有到七公分半。」電話那頭產房也忙得很，剛好是快四點的交班時間。

「好，再等看看。」我掛上電話，繼續看診。

在夜診醫師來之前，我終於把門診看完，再到產房去看待產產婦。

「現在呢？」其實距離上次問進度才兩個多小時。

「七公分多一點，半小時前內診的。」小夜班了，又換成護理師L。

「B醫師剛剛有打電話來，說問你要不要C/S。」

「可開可不開啊，可以等看看。」產程是有些慢，可是目前沒有無法自然產的理由。胎兒的頭蓋骨並未完全密合，隨著進入產道，會出現「塑形」現象，頭骨會稍微交疊，所以即使產檢評估胎兒是個大頭，也可能如老人家說的「頭尖尖」就生出來的。簡單來說，除非巨嬰，預估胎兒過大，不然不見得生不出來，反過來說，如果胎兒體重不重，但角度不對，也可能無法自然分娩。對產科來說，等待是必須的。

我走進待產室，「還好嗎？」

「還可以。」她和先生看起來都非常疲倦。她的雙側馬尾已經散了，額頭和雙頰都是汗。對襟綁帶的產婦病人袍，沒有力氣維持優雅的穿著，胸口敞開著，靠近臀部的地方，因為反覆內診的關係，沾了好幾處消毒優碘的顏色。她躺在床上，雙腿張開，靠在兩側的床欄。

「加了催生藥之後，有稍微進步快兩公分。」我看著她床邊的子宮收縮記錄和胎心音記錄，都在正常範圍。「進展是有比較慢，但也沒到非開刀不可。」

「嗯。」她輕輕點點頭，看得出她努力維持精神與我對話。

「要開刀嗎？以健保標準來說，是有符合產程遲滯的剖腹產理由，但也沒有必須立即開刀的原因。」我說明，「你們覺得呢？」

先生看看她，又心疼又不知道該怎麼下決定的表情。是個尊重太太的人，生產的決策，不敢多做主。

「嗯。」她也很遲疑，「我可以再等看看嗎？」她累了，但還想再堅持自然產。嘗試自然產很辛苦，如果待產折磨了一陣，最後又必須剖腹產，產婦們暱稱「吃全餐」，意思是自然產的產痛也經歷了，剖腹產的傷口痛也經歷了。

「目前沒有胎兒窘迫缺氧的問題，你破水時間也還不長，不用擔心感染。」我解釋，「當然，現在產程有延遲，這是最常見的健保剖腹生產原因。」

產科是個事後諸葛的科，對醫師和產婦來說，讓母親和胎兒順利分娩，確保安全，是最重要的事。但制度上為了避免醫師過度使用剖腹產，除了健保申報必須符合條件之外，還要定期開會，對於「條件上可以不用開刀」的個案進行檢討。其實，過與不及，都不利於產婦和胎兒。只是沒有人能在順利生產之前，知道什麼是最正確的決定。

子宮收縮又來了，她痛到弓起身子，雙手用力抓著床緣，指節都發白，「喔……」的低吼著；先生趕忙站在她身邊，徒勞地拍拍她的背。

我讓先生陪伴她度過這次產痛，打算回產房護理站寫記錄。

B醫師電話又來了。

「喂，學長，我剛剛問她……」我正想跟他說明現況。

「該開刀要開。」B醫師低沉的聲音，他沒打算聽我說。

「可是她說想再試試，我覺得……」我想告訴他產婦的決定。

「我說，該開就開。」B醫師沒打算跟我討論。

我覺得我被侮辱。

「好。」我沒打算再跟他講下去，掛了電話。「待產一備C/S！」

「咦？不等了嗎？」護理師L正在整理剛剛接生的另一床記錄，抬頭給我一個「病人怎麼了嗎」的表情。

「B說要開。」從待產沒多久，每通電話都問剖腹產！把病人交給我，卻不信任我和產婦的溝通結果。我生氣了。

我從產房的病歷櫃裡，抽出剖腹生產說明書、手術同意書和麻醉術式說明書，呼嘯走進待產一。護理師L趕忙丟下手邊工作，追著我進待產房。

「B醫師說開刀。」我帶著一點怒氣。

「啊？」產婦剛剛經歷完產痛，正靠在床欄上休息，費力地抬頭看我。我知道前一刻我才答應她再等看看的。

「B醫師打電話來很多次，他說該開就開。」我說。

「我一定得開嗎？」她被突如其來的改變嚇到了。

「他說該開就開。」我重複這句話，又有點心軟，緩了一下情緒跟她說，「他大概覺得開刀比較好吧。」

「可是……」產婦囁嚅著。

「你的術前診斷是產程遲滯，等一下我們會診麻醉科，他們會跟你解釋半身麻醉的程序。」我拿出手術同意書和剖腹產說明書，「傷口會從你的陰毛上緣開，橫的，麻醉好了之後，從劃刀到小朋友從子宮被我們娩出，大概不到五分鐘。整個手術時間不會超過半小時。」

她和先生看著我，疲倦地點點頭。

「好啦，你也努力兩天一夜了，開刀快快的，開完就可以休息了。」我拍拍她。

「好啦，開一開。」先生輕聲哄她。累了快兩天，嗓子都啞了。

她點點頭，坐直身體，聽護理師L指導她在同意書上簽名。她沮喪的表情，讓我覺得很難過，轉身走出病房，「我先去手術室換衣服。」我跟護理師L說。

如我跟她所說，麻醉科上藥，我和學妹用消毒液幫她將腹部以下的皮膚消毒，蓋上無菌單，劃刀切開皮膚、撥開肌肉、撕開腹膜、劃開子宮下段因足月而變薄的肌肉層，少量乾淨的羊水隨著子宮開口流出來。我伸手進去，撈住胎兒的頭，把這個折磨人的孩子帶到子宮外面的世界。不到五分鐘。

相較於兩天一夜的疼痛，這一刀其實很快。許多人擔心的手術後傷口疼痛，因為會給予止痛藥劑，很多產婦都說其實沒有待產時收縮那麼痛。

只是我們努力地陪伴了兩天一夜，以為可以自然分娩的。

我一直記得她填同意書時比疲倦還強烈的沮喪表情。

她沒說出口的是「可是你是我的醫師。」

我沒說出口的是「可是B是我的老師。」

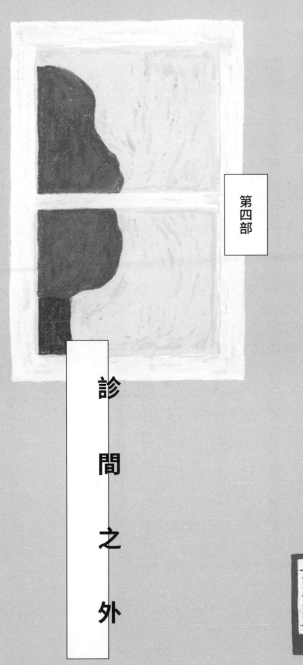

第四部

診間之外

跟醫師結婚

「未婚醫師，誠徵六十五到七十年次未婚女醫師或牙醫師為友，電洽……」

「醫師閨女八十一年次，執業藥師，善良貌美，願認識醫師之子社會菁英。洽……」

「未婚男醫師，徵七十三年次以後未婚女醫、牙、中醫師為婚友。電……」

「醫學中心內科主治七十年次，誠徵七十四到七十八年次中醫師、藥師、老師，一百六十公分上下熟女為友。請電……」

「男醫師七十年次一百七十八公分，優秀，徵有意到高雄、七十三年次後、一百五十五公分以上、個性開朗女醫師為婚友。C太太電話……」

「醫師之子，男醫師，英俊體健，七十三年次。徵七十三年次以後女醫師為婚友。電……」

「醫師之女，一百五十九公分，四十七公斤，可愛，日本留學。可接班診所。徵三十三歲之後未婚牙醫。電話……」

「開業醫之子，醫師，七十九年次，高帥幽默，家境優。徵大專畢以上溫柔貌美女性為友。洽……」

「醫師之女，六十五年次美國知名大學博士，高大溫柔。多年研究誤婚期，願與六十三年次以上男醫師為婚友。L太太電話……」

臺灣所有醫師都必須加入醫師公會，公會每個月會出一本銅版印刷的刊物。封面通常是身兼畫家的醫師所創作的畫作，封內和封底有數頁各式廣告，包括藥品、豪宅、名車、投資國外物產、移民代辦及醫院診所徵才。當然，因為是有同儕審核的專業雜誌，也固定有各科醫師投稿的研究報告或學術文章。

不過，我和同事們很少主動埋首閱讀那些學術文章，也沒什麼資產可以買那些廣告主打的昂貴物件，倒是最常翻到刊物最後幾頁的公告入會縣市名單，藉此知道一下認識的同學、學長姊、學弟妹到哪一個縣市工作去了，以及從「死亡退會」欄瞭解一下我們這行大概幾歲離開這個操勞的世界。

至於開頭那一則又一則的徵友文，是這本刊物最有趣的地方。

簡單來說，因為這本公會刊物是醫師族群專屬，所以在刊物中刊登這些徵婚徵友的人，必定是會員。要不是醫師為自己徵友，就是醫師幫自己的子女徵友。若是醫師幫女兒在醫師公會刊物上徵友，目的當然是希望能跟醫師家庭後代配對；男醫師徵求對象的話，條件稍微比較寬鬆，不一定要女醫師，牙醫、中醫或藥師「也行」，算是同業結盟的概念。但男醫師徵的女性對象，倒是對年齡、身高、體重有條件限制，例如年齡通常要比自己（或兒子）年輕個幾歲。值得注意的是，這些徵婚徵友啟示從來沒徵求過「聰明」、「能幹」或「事業有成」的女性。

數十年來，這本刊物不間斷出刊，這個欄位也從來沒斷過，而男大女小、醫師配醫師、女要溫柔賢淑又不能太高太矮，這些條件也從來沒有改變。

以前那個年代，有一檔電視相親節目叫「我愛紅娘」（天啊，說出這節目名稱完全暴露出我的年齡），節目的規劃是把經過挑選的未婚男女用布幕隔開，每位男女有基本背景介紹，然後有問答或表演，最後單身男女各自選擇一個自己心儀的對象。如果彼此互選對方，就表示配對成功。

用布幕隔開，未婚男女看不到對面的異性，只有觀眾看得到，除了增加節目趣味性，也基於避免「以貌取人」，讓挑選者專注於對方的談吐、職業、學歷和臨場反應等等。不過，有趣的是，偶爾男性參加者之中有醫師或牙醫師，他們通常會在節目結束的配對投票獲得最多女性參加者的投票。即使當時看這節目時我年紀尚小，也隱約感覺到：只要男生的職業是醫師或牙醫師，就算臨場反應或應對不怎麼樣，好像都會獲得比較多女生選擇。當然我們無從得知在節目中配對成功者，現實生活中交往與婚姻的結果，不過，因為這類節目清楚是「以結婚為前提交往」來配對，節目中雙方的社會考量，其實非常寫實。

結婚是愛情的結果嗎？或許更多時候是經濟與社會考量的抉擇。而醫師這個長久以來有社會地位又有經濟保障的行業，似乎一直都在婚配市場上占有優勢。

我妹妹從小就是美人胚子，過年老家聚會時，長輩看到她大讚，「長得真漂亮，以後去選美，可以嫁給醫師。」讚美完之後看到在屋簷下看書的我，大概不好顯得一心，吶吶地說出「姊姊也長得好，以後可以考醫師。」這樣毫無邏輯的評論。那位長輩當時的尷尬之強烈，我到現在都還找不到臺階給她下。

老實說，那位長輩也沒說錯，我從小就是家族皆知那個「很會讀書」的孩子，最後還真的考上醫學系，只不過跟醫師結婚的也是我就是了。每幀過年的家族合照，妹妹都出脫得一派清麗，我則是個略嫌老氣又古板的書呆子，青春期的心裡多少隱藏著知道自己長得沒有妹妹精緻靈巧、也覺得親戚說的是事實的沮喪，只是懊惱「不用為了客氣而稱讚我，聽也聽得出是勉強的。」

直到長大後，才開始替妹妹覺得委屈，為什麼長得漂亮，被祝福的未來是「嫁給醫師」？因為在多數長輩的想法中，醫師是男生當的，而女生最頂成就是成為醫師的太太。這樣的想法很奇怪嗎？其實長久以來都是這樣的，甚至日本東京大學爆發醜聞，在升學考試中蓄意壓低女性醫學系學生錄取率，也不過是前幾年的事。

代表臺灣最高層級的軍醫學校國防醫學院，其藥學系到一九九四年才開放招收女生，隔年護理系才開放招收男生，醫學系則到一九九七年才開放招收女生。這是什麼意思？意思是他們原本假設，藥學系是男生讀的，醫學系是男生讀的，護理系是女生讀的，你要進哪一系不是依照考試分數或能力，而是依照你的染色體和生殖器。雖然我高中時志不在醫，但原來有醫學系是女生沒有報考資格，這對國小國中跟男生比成績從沒輸過的我而言，與其說匪夷所思，不如說是受到很大的衝擊，原來這個社會對某些工作是有不同性別期待的。

在更早的年代，家中有女兒的富裕家庭，與其期望且支持她全心投入學問，考上醫科最後擔任醫師，不如培養她溫柔賢淑，然後物色醫學生，栽培他完成學業，甚至資助他開設診所（以前沒有健保制度，比較不流行在大醫院工作），確保女兒可以成為他的「醫師娘」。「醫師娘」可不是醫師的娘，而是傳統社會中對醫師夫人的尊稱。當然，在教育不普及的年代，醫師娘也可能來自名門閨秀，所以除了是頂尖知識分子的妻子之外，也對社區有一定的社會責任。

奇怪，這樣在擇偶市場上很有行情的醫師，怎麼還需要在業內刊物上刊徵友廣告呢？

雖然現在男女受教育的機會是平等的，但「男理工女人文」的性別分流還沒完全被打破。例如幼兒園的「職業扮演」體驗裡，還是很少看到扮演護理師的男生或扮演消防隊員的女孩；或者在當今性別平等意識下，已經不能特別標示「男孩玩具」或「女孩玩具」，但父母鼓勵男孩玩車模型、組樂高，買冰雪奇緣的公主裝給女孩，還是大眾比較習慣的景象。「女生當醫師太辛苦了啦，嫁給醫師就好了。」這種「疼惜」女生的說法毫無邏輯，卻人人琅琅上口。所以，即使是現在，醫學系裡還是男生比女生多，如此一來，徵婚啟事上男性比例稍高也是合理的。更大的可能是，這些啟事來自被徵友的醫師的父母，根本不是出自這些醫師本人的意願。

我們讀著這些徵友啟事，猜想著背後是什麼樣的動機。看起來已超過適婚年齡的大醫院男醫師，身邊不可能沒有學妹和護理師同事，怎麼會在刊物上徵友？稍微理解社會現實之後，開始替那位不認識的男醫師感到難過或難堪，例如他很可能是男同志，無法跟父母出櫃，或者父母抵死不接受事實；或者他已有女友，但女友不是「父母同意的女孩」，又怎麼逼分手都沒用，父母乾脆在醫師社群雜誌上幫他找「父母要的女孩」。

H在大學時有位很要好的女友，是晚我們兩屆的護理系學妹，和H同社團。學妹個子嬌小，笑起來甜甜的，依偎在高大的H身邊很登對。醫學系期中期末考內容份量極大，有時候寄生蟲、組織學、病理學要考「跑檯」[1]，除了幾位能力超強或超級用功的同學游刃有餘，多數同學在考試前一週幾乎都得熬夜不睡。在自己的宿舍裡很難抵擋睡魔，大家就會聚在學生餐廳讀書，一起看組織切片，一起挑燈夜戰，比較有效率。學妹總是靜靜陪在H身邊一起念書，偶爾去幫他買咖啡回來。直到學妹和H分別在不同醫院實習，他們還是穩穩相伴。

但是，H的家中非常反對H和學妹交往，堅持H「不可以跟護士在一起，只能挑女醫師」。我們以為H會跟家中爭取，畢竟他身為未來的男醫師，在家中的地位應該不低，結果，H畢業前還是跟學妹分手了。

因為職業屬性，醫師比較容易跟醫師交往和結婚是常態。醫師家庭的聯姻，雖不像企業間聯姻有壯大事業的意義，卻還是有「門當戶對」的潛規則，所以有一部分的男醫師家庭，就如H家一樣，在男生還是醫學系學生的時候，就耳提面命「只能跟醫學系或牙醫系女生交往」。至於男醫師是否最後都依了家裡呢？我後來參加了H的婚禮，他的妻子一樣是位護理師，只不過不是那位學妹。

那麼，男醫師跟女醫師交往，就比較被支持囉？這有點複雜。

女醫師對男醫師家庭來說，優點是聰明、收入高、有自己的工作；缺點是太聰明、收入比老公高、必須投入時間在自己的工作。等等，這不是互相矛盾嗎？

「媳婦是女醫師」對多數男醫師家庭來說，好像利大於弊，但有個前提：女醫師必須拿捏工作量（不能比老公多），避免比老公早升主管職，小孩還是得生，家裡還是得顧，週末還不能安排太多學術活動。即使受過高等教育，有專業技術和一定的社會地位與經濟能力，許多女醫師還是會自己先把玻璃天花板架好，避免造成醫師老公的壓力，或讓婆家認為自己「只顧自己工作」，反觀男醫師「只顧自己工作」通常還會獲得好醫師的美名。

我不只一次從已婚女醫師口中聽到「我週末要開會，讓我老公帶小孩，很不好意思」、「接公會幹部常常要開會，這樣小孩誰帶」、「雖然婆婆要求不太合理，但我們還是盡量順著她，不要衝突比較好」——說出這些話的女醫師，三十歲到五十歲的世代都有。

一般來說，男醫師與女醫師交往會因為有共同話題，而讓彼此關係穩定，但也有一部分從小被呵護與稱讚長大的男醫師，因為女醫師伴侶跟他懂的專業差不多，甚至臨床發展比他好或學術成就比他高，多少挫折了男醫師一直被捧在手心的「好學生感」或「男子氣概」，因而有些男醫師傾向跟非同行或非女醫師在一起，這樣能有不同話題的新鮮感，以及對方對自

1　以人體組織切片或細菌寄生蟲顯微鏡顯像作為考題，每題一分鐘或九十秒鐘，立刻判讀，鈴響就往下一題移動，一檯一檯作答的考試方式。

己的「崇拜眼光」，感情比較穩定。

當然，不見得所有男醫師都希望被伴侶崇拜，不過，當男醫師不再被伴侶崇拜的時候，又是另一個故事。

C在校成績好，長相也好看，從醫學系到進醫院實習，都是朵帶著光芒的玫瑰。在她這樣優秀的女醫師眼裡，多數男生都程度太差，完全在她光芒後方的陰影裡，不值得一顧。C實習時，深深折服於當時的婦產科總醫師學長。這位學長刀開得好，學問扎實，雖說長得一臉老實，不如C打扮起來閃亮俏麗，最後C仍選擇了跟學長一樣的專科，並和學長結婚組成家庭。

學長比C高了五屆，在專業上是個能力正蒸蒸日上的師長；C個性好強，尤其絕不因為自己是女生而示弱，拚了命學習，就為了讓自己在喜愛的專業上能夠有亮眼的表現。C對自己的學長丈夫當然充滿敬佩，談起他來總是眼神溫柔，語氣崇拜，「他會的好多，好厲害。」平常兇起來會讓學弟妹嚇到失眠的C，這種反差是我們難得能取笑她的時候。

過了幾年，C很順利完成專科考試，如願跟學長丈夫成了同事。夫妻一起工作，互相支援，臨床工作雖累，但兩個人上班下班都一起，也維持著感情。再過幾年，學長決定離開醫院，回到自己家鄉設立診所。他帶著大醫院主任的頭銜，加上待人親切、醫術好，病人很多。幾年後，C也回同一個區域開業，夫妻兩人各自經營一間診所，把雙方父母接來同住，照顧老小，繼續分工合作。

C心思細膩，很受地方病人喜歡，尤其偏鄉婦女比較保守，傾向找女婦產科醫師，C做事果決明快，診所護理師也訓練嚴格，診所氣氛嚴謹。C同時很積極參加研討會帶回新的治療資訊，例如最近流行哪些醫美或雷射治療，她會找廠商談合作、進機器、進保養品，診所業務蒸蒸日上。相較學長比較老實木訥，加上回家鄉久了，逐步安於平淡的小鎮醫師生活，沒太大企圖心。他的護理師都跟著他十多年，老搭檔了，有時做事比較鬆散，學長也不太要求，反正只要診所和家庭都不偏離軌道，就是人生的安穩。

漸漸的，C和學長的診所營運差距越來越大，對專業的廣度和參與度越來越不同，C和學長的心也越離越遠。

每個月有一、兩個週末參加醫學研討會是醫師的日常，如果想再多學一些，跨科的訓練課程或廠商協辦的示範教學也很多，再認真一點，付高額報名費飛到國外受訓，也是常態。C從專科受訓時期就是個像海綿一樣努力吸收學問的人，即使診所業務繁忙，雷射微整型小刀口手術種種，都到處受訓拿證書。

對C來說，診所工作已經易如反掌，地方年輕女生的月經痛、中年婦女的陰道癢、高齡阿桑的漏尿真的沒什麼挑戰性。近幾年EMBA儼然是新的扶輪社組織，不只能學習新知，也拓展人脈。C的EMBA班上有海外事業蓬勃發展的總字輩同學，有跨國醫療體系的CEO同學，有經營醫美診所有成的同學，讓她視野和人脈變得很廣，也開始有機會認識許多「上流社會菁英」。

「我覺得我老公很無聊欸，都不多學習。」醫學會年會是個大夥從各地相聚的好機會，我和C各自端著研討會中場時間提供的茶點和咖啡，找了個角落的位子，C坐下來，嘆了口氣說。

「學長年紀也大了，男醫師本來就很無聊。」學長這樣年齡的男醫師，通常積極爭取權力地位，若不是學會的理事長或秘書長，至少要當個什麼理監事或管理委員會主委，不然就是臨老入花叢被年輕女孩吸引得暈船，甚至亂投資亂花錢。學長這樣甘於日常，是難得讓人不擔心的無聊啊。

「他真是太不長進。」C吃了一口蛋糕，美麗的唇膏閃著釉面的光芒，臉上的妝十分服貼。她的EMBA班上頗有名氣的醫美名醫同學，幫她做了些微整型，整張臉更顯精緻。一樣都是這行，她總是可以很優雅，我則老像個莽撞的流浪漢，剛剛咖啡又不慎滴到了會議資料。

「還好啦，學長個性很溫和啊。」聽C直接批評，我有點尷尬。

「他就守著那間舊診所，不學新的治療，也不去看看別人在做什麼，真的很不長進欸。」

C嘆口氣，端起咖啡喝了一口。

「唉呀，你厲害就好啦，學長可以幫忙顧家也好。」家家有本難念的經，只要是良好合夥關係，把家庭營運好，其實還比有沒有愛情來得重要。

「我真擔心我家小兒子以後像他爸爸一樣。他也是這樣，什麼都好，什麼都沒關係。」C輕輕拍掉身上的蛋糕屑，「他這樣沒什麼企圖心，太軟弱了。」

「哈哈哈，你兒子才國中，你別想太多啦。」C的小兒子瘦瘦高高，有時聚餐他們全家一起來，他多半在角落不太說話，「而且國中男生，通常都悶悶的，念了大學之後搞不好有得你擔心的。」

「我女兒比較像我，也覺得他爸真是很無聊。」C拿出手機，給我看她已經高一的女兒。

「哇，長高了，大女生了呢。」C的女兒幾乎是在婦產科長大的女孩，當年C和學長在醫院值班，女兒就在病房護理站寫作業，有時C接她下課時剛好被找回醫院接生，她穿著制服，張得大大的眼睛，在產房護理站看著大家忙碌，對於產婦的嘶吼泰然自若。

「我老公啊，我叫他去學打雷射，他也不要。」C拿起醫學會上廠商的新儀器介紹，「你看這個，這個這麼簡單，他也不想學。」

「嗯。」我偷偷張望了一下，希望學長不要剛好走過來聽到。

「不然也該有個什麼興趣吧，也沒有，只會守著他那間舊診所。」C自己的診所翻修了兩次，請了臺北的設計師來規劃，整理得像間咖啡藝廊似的。

這倒是學長那一輩男醫師的習慣，年輕時好好念書，娶妻生子，然後守著一間診所。工作與生活就像每天要耕的田一樣，播種，耕種，定期長出一樣的作物來。叫他不要種了去休閒，或者換一個作物，他們會連怎麼起床出門都失去規律。

「醫師，來看一下我們的新產品。」熟識的藥商看到我們，過來招呼。

我和C停止話題，把空盤子和喝殘了的咖啡放到點心檯旁邊。

「唉，我看你這樣離了婚，好像比較自由。」C甩甩她新燙的頭髮，「我跟著這個老頭過日子，真悶。」她又補了一句。

我聽了說不出話來，只覺得剛剛那杯咖啡煮過了頭，很苦澀。

飄蕩

門診結束，護理師關了門診外的燈號顯示燈。我突然不安起來，心整個沉下去。想想自己還真是專業，看門診和開刀時還是非常專注，完全不受私人情緒或煩惱干擾。或許，當一個好醫師，研讀新研究期刊、磨練醫術、專注照顧各種疑難雜症或沒人敢接手的病人，比起人生其他一切都再容易不過。

巡房完畢，也剛好沒有產婦在待產。該去買菜回家準備晚餐，雖然不知道他晚上幾點會回來吃飯。該回家打開屋內的燈，卻又不想面對開燈前的黑暗。想起後火車站那個看手相的阿伯說，「你什麼都好，就是感情不好。」本來怎麼都不信，現在好像也只能信了。

醫院距離家不遠，途中經過日式超市，繞進去買菜。他愛吃這個，不吃那個，之前做過這道菜他沒怎麼吃，那種魚容易料理又總被吃光，再帶幾根德式香腸，他之前出國遊學時愛上的。他姊姊的孩子週末要來玩，備幾個布丁，再買些好入口的水果。一邊挑，一邊笑自己傻：怎麼都是為了他。

在臨床看診五年了，大大小小婦科問題的病人都遇過，也碰到很多需要特別關心或陪伴的病人。除了治療疾病，還跟病人談生活、談困境、談情感困難、談家庭壓力。門診護理師同事總笑說，「你看的是婦產科加精神科吧！」

偶爾一邊提醒「睡眠不足會陰道炎喔」，順口問「最近有什麼壓力？怎麼會睡不好？」病人就忍不住趴在診療桌上痛哭失聲。多半在嗚噎聲中勉強擠出話來的，是一個又一個被男人背棄的故事。一邊安慰她們，一邊幫忙想辦法，想不出辦法，至少協助那些女人肯定自己，同時幫她們看清「那男人其實沒那麼不可失去」。

「唉呀，你如果累倒自己，他和孩子都不會因此活不下去的啦。搞不好你病倒的時候，你老公就跟別人眉來眼去了。」

「你如果真的為了婆婆想要孫子而懷孕，結果分娩過程死了，夫家不會因此感謝你的。你只是對不起你女兒而已。」

「他要先知道你會生才跟你結婚？他有金城武那麼帥？還是準備了幾棟房子？他都那麼現實了，你還在跟他真愛喔？」

許多跟診護理師是不到三十歲的單身女子，靜靜聽著我給的各種建議和想法，看見許多的釋然，許多的復原。她們常常在跟診後，帶著敬佩的語氣說，「你今天跟那個病人說得好有道理喔！」

但只有自己知道，那些讓許多病人痛哭的故事，也是自己的故事。

和他在一起十年。他是思想路上的夥伴，一起閱讀、一起思考、針對各種事件不斷辯證。高中時期我一直嚮往的那些批判與反抗，終於在大學時得以一一實踐，而且彷彿只有他能懂。其他男同學送花、送毛茸茸的玩偶、送超難蒐集的男明星海報，他送的第一本書是艱澀的五四時期文本；下了課沒有一起逛過街，而是兩個人跑冷門書籍的讀書會，主持異議性電臺節目，上街頭遊行，翹本科的課去選修社會學、流行病學。

從高中時唱歌、寫詩、織毛線的浪漫文藝少女，變成一個看偶像劇會因為男女主角設定太過刻板而憤怒的醫科女生。或許因為有很大一部分被懂得了，也被鼓勵了。

某天，那個上課時總是坐在最前排的男同學，在教室角落遞上一張紙，「我們醫學生重要的是念書，你不要管那些事情，那些政治與社會的事情是男生們的事，我陪你一起好好讀書。」打開折起的紙條，是一張寫得工整的「讀書規劃表」，我不由得心裡大翻白眼，繼續跟他一起翹課、跑社團、聽講座。

大概因為我對批判與思辨熱衷而尖銳，相熟的老師笑著對他說，「你這個女友啊，以後你老了臥床，不會幫你翻身的。」我跟著起鬨，也笑吟吟地拍他肩，「所以你好好考慮啊。」心裡想著，老師，你哪知道我們多麼無話不談、多麼心靈契合。相伴到老這種事，不是一定要看起來溫柔的女生才會做的。

我們幾乎沒吵過架，仔細想想多是我順著他，跟著他上下課，翹課去喝咖啡和混書店，要吃些什麼也很少有意見，反正跟他在一起什麼都好。他喜歡長髮，尤其馬尾，我長髮留了八年。

醫學院圈子小，風氣封閉。有些學長姊保守害羞，即使在外租屋住一起，到了校門口還是不牽手，一副不熟的樣子。這實在太不合我的個性，依著他在樹下吹風，牽著手一起進教室，環著他的腰騎摩托車去看電影，在圖書館靠著他打盹，偶爾在對方講義上塗鴉。我不信誰能比我們瞭解又尊重彼此。

醫學系的生活單純，大三之後課業極重，談得來的同學漸漸成了一個個小團體，鮮少再有全班出遊，不熟的同學幾乎可以完全無交集；他個性嚴肅，有空總躲起來看書，出門都只是我跟他兩個人，後來他為數不多的朋友反都成了我的死黨。

我英文底子差，原文書讀起來吃力，又每次體育課曬太陽後犯頭疼，一、兩天沒精神上課，又有時要陪跟男友鬧彆扭的姊妹淘散心聊天，不像他總能專心念書。總之我書念得沒他好，兩人因成績分發到不同醫院。幸好，還在同一個城市，「各自有不同的工作學習環境也滿好的。」我想。反正下班還是會約吃晚餐，如果晚餐等不到，再去夜市吃宵夜也行。有時值班時間對不上，落單的就跟死黨去吃飯也無妨。日子這樣單純、交往這樣單純，是我喜歡的樣態。

實習醫師進醫院，其實像是被放進大魚缸的魚，一切新鮮有趣，包括工作、包括人。有學長遇到我這個學妹跟前跟後，不免另有目的地對我「照顧有加」，同屆實習的同學提醒學長「她有男朋友了啦！」幫忙斬了桃花。實習那麼忙碌，有時間不如躲回宿舍補眠去，我才不想花時間搞曖昧。跟他相伴，覺得生活單純踏實。想想他這人如此嚴肅，不去ＫＴＶ，不陪女生逛街，看事情又諸多意見批評，哪個女生受得了他的脾氣，又哪個女生像我這麼懂他，每天天南地北聊都聊不完，我從來不擔心，從來不需要打聽他的行蹤。

看著同醫院實習的男同學們，為了追求護理站的護理師，熟背護理師班表，特意預約值班日期一起上班，選擇恰當時機買飲料請全部當班護理師享用，抓準手術室護理師的開刀空檔約看電影，前一天回家狂念書，第二天主動幫護理師講解心電圖等等，只覺得他們孩子氣的可愛。

聽說某對班對也在不同醫院實習，結果各自喜歡上醫院的學長和學妹，實習不到一年就分手。某位極為要好的男同學跟交往六年的外文系女友分手，原因是實習太累，完全沒時間陪伴女友，「一起吃飯時連喝湯都喝到睡著」，兩人的話題越來越無交集，最後分開了。實習極累的同學，連被分手了都沒力氣哭。實習醫師的感情生活不太有粉紅泡泡，多的是苦澀。每當跟死黨偷空喝茶聊到這些事情，都只當八卦。經歷了呼叫器和手機時代，也從沒想過刺探他什麼。那是一種非常篤定的信任，信任彼此的瞭解與相伴。

那是一個沒有臉書、沒有社群軟體的年代，畢業後結了婚，他在另一家醫院的工作忙到焦頭爛額，幾乎無暇陪伴。剛好學生時期極要好的Y學妹進來婦產科訓練，成了小我一屆的好同事。許多節日或工作遭遇挫折時，我就和學妹一起度過；不過，總有些節日應該是兩個人一起過吧，但他要不是值班，就是還沒下手術檯。「反正我們不需要這些世俗」，我想，也就學習過著不需要甜蜜蜜沸揚揚的日子，淡淡地過，就是我們的日子。

他在外科，跟我在婦產科一樣的值班方式，住院醫師每三天輪一次值班，也就是前一天下午五點半下班後，留在醫院照顧包括病房、待產、急診的全科病人，直到第二天繼續正常白天班到下午五點半。除了週間排輪值，每個月再輪值一次週末班，也就是週末兩天都在醫院裡負責全科業務。這種狀況下，兩人很難有時間相處，尤其住院醫師接受的是專科訓練，關係到未來數十年的職業生涯。兩個人僅管在同一座城市，但各自在兩家醫院裡，拚了命地，咬著牙學習所有臨床技術。

另一位學姊和學長也是這樣的忙碌組合。學姊有懷孕計畫，每到月底都跟排班總醫師預約次月值班日期，「這幾天我排卵，請不要排我值班。」露骨而直接。也真的不到半年，學姊順利懷孕，學妹和我都對這個充分展現專業性與效率的行動，莞爾也敬佩。

我們沒有生孩子的計畫，但總也想跟他多點相處機會，不然輪班日一一錯開，一個月吃不到幾次晚餐，週末也見不著面。他推說忙，「科裡人這麼多，如果每個人都指定值班日期，總醫師怎麼安排啊！」想想畢竟他工作的醫院不是自己學校的附設醫院，不像自己科內學長姊都同校畢業，有情份可以互相體諒，他的總醫師比較不近人情好像也是合理。反正，住院醫師不過就當這四年，各自奮鬥，日子總會過完的。等到當了主治醫師，日子應該就正常了。

繼續練習著下班後自己去吃晚餐，在一起住的小公寓裡，只開一盞書桌的燈，撐著受訓之餘僅存的體力念一點書。有時想跟他說，學長今天放刀[2]了，還稱讚我「開刀乾淨利落，適

2 住院醫師訓練中，針對執行各種手術，有根據級別的訓練計畫，剛開始是「跟刀」，即擔任主治醫師助手。待學習一段時間後，可成為「主刀」，即住院醫師擔任手術主要執行者，而主治醫師從旁協助，這種情況，稱為「主治醫師放刀」。

合走這行」；想跟他說，病人家屬因為我是女生，特別不信任我，覺得好挫折；想跟他說，認真照顧一個月的安胎病人產後特別寫卡片感謝我，覺得被病人肯定了。所有想說的，最後都跟著晚餐，配著辛苦而高壓的住院醫師生活，在昏黃的公寓裡，自己吞掉。

沒關係，不過就是四年，撐得過的。

等他下班，等他吃晚餐，等他回家睡，等他週末休息，等他一起喝杯咖啡，在客廳角落弄了耶誕樹，等他一起過耶誕。只是越來越難等到。

醫院每年給住院醫師幾天年休，「欸，來約一下，我們可以一起休假幾天，到墾丁曬太陽發呆去，幾天也好，住以前去過的那間飯店。」終於盼到他進門，趕忙跟他提。

「我現在忙得要命，每天刀都開不完，哪有辦法年休。你知道我們這邊競爭很大嗎？」他八點多才從醫院回來，看樣子晚餐靠便當解決了。充滿血絲的眼睛，語氣又煩又累。這提議彷彿是對他現況莫大的不解和干擾。我越來越不懂他的疲倦、煩躁、憤怒。

我想，學生時代的他對學業就比較認真，退伍後又選了自己喜歡的專科，也難怪現在會這麼全心投入。也好，那我乾脆也不休假了吧，反正就多學一點。他在醫院的時間越來越長，我也乾脆晚些下班，有時揀一些超過例行刀時的刀來跟，總之都當作額外的學習機會。反正，他有時沒值班也要開刀到半夜，最後睡醫院值班室。反正，住院醫師不過就這四年，總會過完的。

「他們醫院外科忙到有夠離譜的。」跟學妹聊到他，我還心疼地搖頭。

住院醫師訓練接近尾聲，「去加拿大受訓吧，那裡有個分子醫學工作坊。」胖胖的L主任隨口講了個受訓計畫，「你可以借住牙科C主任在那邊的房子，離學校很近。」跟L主任的合作向來他說了算，即使我根本不認識C主任。

我的英文底子差，一封英文信寫了兩個小時，修來改去也不知道會不會錯得離譜被笑話，可是他一直不在家，沒辦法請他幫忙。我已經不記得那些出國受訓的各項手續怎麼一一辦好的，只記得往返的英文信件寫得挫折不已。後來想起，那段時間彷彿已經是一個人在過生活，一個人在面對困難。

不過，他倒是十分支持我出國受訓。難得有工作空檔的週末，他早上幫主治醫師巡視住院病房，回家後一起煮咖啡，邊喝邊聊，中午再一起出門吃飯，跟以前學生時代一樣。正午的陽光，對兩個每天在醫院工作到天黑的人，刺眼得厲害。我會有一個月不在臺灣，他似乎鬆了一口氣。也是啦，他就全心留在醫院工作，不用煩惱要撥時間陪我。

「希望我不會飛到墨西哥去。」我自嘲，第一次自己去英語系國家，真的有點緊張。

出發的班機時間是午夜，他第二天還有班。「你不用陪我去機場了，我爸媽會載我去。」

他若開車往返，根本睡不到幾小時，工作壓力那麼大，能休息盡量多休息。我自己也是極忙碌的專科，當然能體諒，也應該體諒。

飛溫哥華要飛好久才到，寄宿處的學長開車來機場接，一路慢慢介紹溫哥華。是初春，好漂亮。打了電話回家報平安，打給他報平安。越洋電話貴，他又忙，不敢多聊。

溫哥華是個美麗的城市，每每極想拿出手機跟他說說自己內心的激動，一看時間，是臺灣的半夜三點，打消念頭，只好獨自感受那美景；有個伴太久了，反而不習慣沒得分享的心情。

偶爾在早晨接到媽媽算好時差撥來的電話，問問生活如何；他倒不會主動打來。每隔幾天打電話過去簡單聊幾句，慢慢也就習慣了。

受訓結束那週，跟著當地旅遊團去洛磯山脈。亞熱帶國家的人沒看過雪，在白雪靄靄的山頭興奮得很，被同團中國旅客奚落，「妹子，我們祖國大陸的那才叫壯觀。」不由得忿忿走到一旁，委屈透頂。好想打電話跟他抱怨，想想時差，如果他累了一天，還半夜接到這種電話，不生氣才怪。又打消了念頭。

我們是被時差阻隔，或是被什麼阻隔了？

專科醫師訓練即將結束，要準備資格考試，我同時又念了一個碩士班，每週北上一天上課。這幾年就是把日子排得滿滿的，把等待他的時間填滿，不然等待很累人的。

這天接到上次授課的教授電話，「你來臺北受訓一年吧，學個次專科回去。」

「我想看看。」未來如果打算留在醫學中心工作，次專科是必要的。但要離開他一年，心裡很遲疑。他再怎樣常常晚歸，好歹偶爾回來時可以一邊聊工作一邊吃宵夜，有時週末一起出門吃館子，然後回家補眠。想問他意見，他若說不，我就拒絕教授。

耶誕節前夕的臺北街頭，四周圍繞吵雜的應景音樂和逛街人潮。

「欸，陳醫師建議我到他們醫院受訓一年，學次專科，你覺得呢？」我對著手機喊。

「好啊。」電話那頭他語氣很平常，沒有一點遲疑或不悅。

「可是我得搬上來臺北住，而且這一年得留職停薪。」我們的薪水向來各自獨立，只知道他有些股票投資等等，其他一概不知。反正兩人經濟獨立，也顯得自由。我向來追求性別平等，認為經濟上也應該彼此尊重自主。

「OK啊，你應該可以吧。」他沒打算幫忙的意思。也是啦，我自己的受訓，哪有讓他處理的道理。

分開一年，到底對我們日漸陌生的關係，會怎麼樣呢？說不定各自忙碌，可以因為他不用顧慮我，少吵架一點。

臺北的冬天比臺中冷得多。雖然是四人宿舍，但只有一位室友偶爾來住，空空蕩蕩更顯刺骨。早已不是年輕的大學生，對所謂「繁華的臺北」沒有任何曖昧的幻想或新鮮感，每天就來回在醫院、學校和宿舍之間。同時接受次專科訓練、上碩士班課程、準備專科醫師考試，課業壓力和臨床工作加在一起，非常疲倦。更疲倦的，是覺得孤單。這世上彷彿有個重要的人跟自己有關，但這個重要的人又彷彿離得遠遠的。

他換了新車，貸款買了新房。理所當然我是他新房子的保人，雖然買車和買房前都沒跟我討論過，我甚至沒參與新房的裝潢。

如果要一起攜手走到人生終點，難道不是要一起規劃共同生活的地方嗎？我想像應該是兩個人牽著手站在房子前，想著未來十幾年要怎麼一起過，怎麼，沒有這一幕？

我的死腦筋沒有明白過來。原來手已經放開了，要走的路途只剩自己一個人。

當時沒有高鐵，每週要買火車票往返臺北和臺中。週末才能相聚，但他總是沒有太熱烈，彷彿那不過就是日常。屋子倒是整裡得乾乾淨淨，垃圾桶總是清空的。

「我不在家，你也能整理得很好嘛！」男人果然都有這種潛力，如此忙碌，日子久了也會自己料理得好好的。放心了點，他可以好好的照顧自己，那就好。

不知不覺，我在另一個城市獨自度過了三十歲生日、西洋情人節與七夕情人節。

他很忙，幾天說不上一通電話。

外科醫師開刀沒什麼日夜，自己早年受訓時也經歷過，除了工作之外只想睡覺。我不斷提醒自己，忍著少打電話給他，免得干擾了他珍貴的睡眠。我一個人，在陌生都市咬牙寂寞著。沒想到的是，真的掛念著誰，不會吝於幾分鐘的關心。他不是忙。是沒有了惦記。

受訓結束前一個月，照例回臺中與他過週末。我的專科醫師資格考通過了，準備回到原受訓醫院工作。醫院也已經談定，保障三個月薪資，之後靠業績制給薪。沒有跟醫院討價還價，只想盡快回來上班。積蓄花光了，最後一個月要靠信用卡先欠著度日，他連問自己的妻子一聲經濟是否還行都沒有。彷彿是不熟的室友。

晚餐後他接到電話說有急刀要開。

「今天你沒值班啊？」一邊收拾著餐盤，一邊順口問。

他沒好氣地回答，「總醫師要開全部急診刀。」就套上外套出門。

有時候他刀開得久，晚上就不回來了，我也習慣了。問回家時間他還會生氣，後來也就不問了。

洗完碗，把燈都關了，留下書房的一盞。當主治醫師要開始自己開診了，趁空趕快再念一些書，做足準備，不要讓病人一看就覺得我是個菜鳥。

門鈴響起。

這個時間怎麼會有人來按門鈴？

社區門邊，陰暗處站了一個女孩。

瘦瘦的，跟自己差不多高。簡單的毛衣，大外套，帶了一個外科手術室常用的拋棄式口罩，綁著一個馬尾。

感覺上剛才按門鈴的是她。我走過去。

「是你嗎？」

「我把他還給你，對不起。」女孩深深一鞠躬。

什麼叫把他還給你？

我失去誰了嗎？

她是誰？

巷子裡很暗。只有一盞路燈的光線。下午就開始下起毛毛雨，地上濕濕的。

管理員認識她嗎？

我弄丟了誰？

還什麼？

誰？

女孩再說了第二次，「我把他還給你，對不起。」

要怎麼回答？

說「好」？

說「謝謝」？

還是「沒關係，你自己留著」？

路燈的光線成了一團漩渦，四周的空氣被漩渦抽成真空似的。

畢竟臨床訓練扎實，遇到這場面我竟依然維持住情緒。

「所以？」只能問出這句話。

「對不起。」女孩再鞠躬。馬尾隨著女孩的動作，在空中甩動。

馬尾啊。

女孩背對著路燈光源，加上口罩，完全看不清楚面貌。難道是認識的人嗎？我沒印象，完全沒印象。女孩好像在掉淚，但口罩遮住了，看不清楚。

「現在這樣他好像很痛苦。所以我把他還給你。」女孩說。

他很痛苦？

因為工作太累很痛苦？

因為跟我在一起很痛苦？

因為已經愛上別人很痛苦？

我只知道他冷淡，易怒，很久沒有主動擁抱我。

雨勢變大，兩個馬尾女孩站在雨裡。

女孩轉身離開。

「回家小心。」擔心雨天路滑，我出聲叮嚀。

突然一切都明瞭了——原來他不是從女同事那學到保養品知識。原來他不是因為受訓太忙所以不耐。原來他不是因為工作量過多才長時間不在家。原來他不是因為沒興趣才不陪我看電影過週末。原來他夾在書頁裡說是女同事拿錯的信用卡簽單不是拿錯。原來遺落在屋裡的髮帶不是音響的用品。原來每週返家看到整齊的屋子與清空的垃圾桶不是因為他愛乾淨。

原來，原來。

這十年來，從來沒懷疑過他，沒查過他的手機，沒查過他的行蹤。我以為那是基本的彼此尊重。

走到地下室，進入他的書房，我做了過去從來沒有做過的事。打開他的電腦，電腦螢幕桌面上就有屬於那女孩的資料夾。回到臥室，打開牆面的收納櫃，發現女生的睡衣、整套保養品、基本生活用品。每打開一個抽屜，就衝擊一次。

原來我每個週末回來是進了另一個人的家，不是回到自己的家。

他果然一整夜沒回家。

第二天一早我還要回臺北受訓。這是最後一個月，受完訓，就要回來了，回來一起過生活，一起在滿滿文件的餐桌上各自埋頭寫期刊論文，回來一起吃鹹酥雞，聊今天的病人有多誇張。應該是這樣的，不是嗎？

受訓的最後一個月結束了，回到醫院工作，一切如常，只是下診之後很難面對回家那一屋子黑暗。

我開始偷看他的手機、電子郵件、皮夾。每次檢視，都有讓人更痛苦的新發現。高級進口車駕駛座收納箱裡是週末清晨的麥當勞雙人早餐發票，後車廂裡是因為我返家而避走到女孩住處的換洗衣物，手機裡是相約用餐或互相通知返家的各種日常簡訊。

那女孩沒再來過，但也沒真的把他「還」給我。

即使他就躺在身邊，我就是無法入睡。

全身疼痛醒來，身邊是已喝了三分之二的烈酒瓶，熱辣辣的胃，貼著大理石地板一整夜而冰冷的額頭。胃痙攣得厲害，幾乎無法直起身，只能繼續躺在地板上。直到他帶著滿滿怒氣，在臥房到客廳的樓梯轉角，惡狠狠看著我。

「帶我去急診。我胃好痛。」好狼狽。

「你自己要搞成這樣子，你自己想辦法。我要去上班了。」他像是看到了什麼厭惡而扭曲變形的怪物。

「拜託。」我無法起身，像是一棵被輾成數段的樹。本來以為紮得很深的根，早已被拔離了長久生長的土壤。

因為我們各自工作的醫院都不方便去，他開車到附近的地區醫院，轉到巷子口，把我放在急診室門口，上班去了。

醫院的護理師和醫師都不知道我是友院的同行，在我的點滴裡加了藥，給了一小杯胃乳。急診室向來很冷，穿著家居服，身上裹著薄薄的床單，想到那個笑說「你這個女友以後不會幫你翻身」的老師。老師，你猜錯了。

就這樣掙扎著過了兩年。

某一天，彷彿沒發生過什麼事情一樣，天南地北聊著。
某一天，因為發現他跟那女孩互相聯繫吃晚餐的簡訊而吞下十顆鎮定劑。
某一天，一起出席學長婚禮、祝福別人。
某一天，清晨開車跟在他的車後，為了確認剛打來的電話真的是急診手術。
某一天，因為他無法離開那女孩而吵架，他掐住我脖子，「你想死我成全你。」
我們過著這樣的日子。在各自的醫院裡專業地照顧著生病的人們，而自己其實病得很重。
「我們好歹算是朋友，你聽我一句勸。」有點冷的聖誕夜，他身上還有手術室消毒水的氣味，或許，也把手術室的冷空氣帶了回來。
屋子裡沒開燈，領養的拉布拉多吃過晚餐在我腿邊打盹。牆邊閃著耶誕燈飾的耶誕樹，是前幾天我扛回材料布置的。
學生時期我們第一次單獨見面就是耶誕夜。
「嗯。」我們算是朋友嗎？
「你做什麼事都很認真，念書認真，看診認真，開刀認真。」他的語氣沒有任何一點情緒。
我把茶杯搗緊了一點。十二月，空氣真的有些冷。

「可是我要告訴你，」他下結論，以一個「朋友」的好意，「有些事，認真也是沒用的。」

客廳角落那棵千年木一直長不好。細細的枝葉，是他喜歡的那種「乾淨」的植物。一直到很多年之後，我才發現，原來那時候太認真澆水照顧，反而讓那棵只需要少許水的植物長得不好。

有時候，愛情跟植物一樣，越是認真照顧，死得越快。

後記

書寫是個很美好的過程，但也是個需要持續不懈的工作（怎麼感覺跟開刀很像）。以前覺得「筆耕」一詞好古老，有沒有那麼誇張啊？投入寫作後，發現「耕」字精準無比。書寫工作，是上天給了一畝田地，綻放的野花只能偶為風景。不耕作，下次連只是走進田裡，都變得艱辛。

謝謝鏡文學裴社長、總編輯成瑜，還有新活水總編羅融支持和鼓勵我出版《診間裡的女人》系列，尤其容忍我因為政治工作而無法配合的宣傳以及這本書的進度延遲。看我在臉書發廢文的時候，一定心中嘀咕「稿子呢？稿子呢？」無數次吧。

感謝編輯們的體諒和協助，我這片田竟然交出二期稻作來了。

《診間裡的女人》出版前，鏡文學已經與我討論未來影視作品的規劃，我也參與過幾次與編劇的會議。對我來說，這一個個女人們的故事，我不過是陪她們走過其中一段的醫師，其實很想隱身，像是《深夜食堂》裡的食堂老闆。可是對影視創作者來說，這個醫師總得有血肉，甚至要有她的人生，偏偏人生就是最艱難的部分。本書最後那則故事，初稿寫完的時候，彷彿所有內臟都翻了一次。反覆寫了很久，怎麼寫都覺得太多又太少。我承認，某些人生觀，看待許多事情的想法，我婚姻的經驗造成了很大的影響，好壞都有。這也是編輯一直希望我把這塊內容補上的原因，人生的經歷是否能增添理解病人心情的能力呢？我想，人生的每一種經歷與體悟，和溫柔觸探別人的生命，感受那些細微的疼痛和乾掉的眼淚，都是更能體諒任何一個人的所有養分。

寫了許多女人的故事，甚至出書之後，更多女人主動跟我說她們沉澱在心底深處的故事。「我知道你也經歷了撕心徹肺的痛苦，放心，會沒事的。」

「不用怕失去，把自己找回來就好。」

這是兩句我想跟女人們說的話。

對了，Eva要我幫她強調，她真的不是一個兇巴巴的女生。謝謝Eva和Y陪我走過那段很痛的時光。也希望愛我的人們在看最後那個故事的時候不要太難受，我走過了。那一切其實很難完整寫出來，只是希望在某些困局裡的女人，也能好好走過生命裡某些崩毀的時刻。然後，強壯起來。

MO015

診間裡的女人2：
不再害怕失去，婦產科女醫師陪妳找尋被遺忘的自己

作者　林靜儀
責任編輯　劉子菁、林芳如、陳敬淳
責任企劃　劉凱瑛
整合行銷　陳霈紋
裝幀設計　朱疋
主編　劉璞
副總編輯　鄭建宗
總編輯　董成瑜
發行人　裴偉

出版　鏡文學股份有限公司
114066 台北市內湖區堤頂大道一段 365 號 7 樓
電話：02-6633-3500
傳真：02-6633-3544
讀者服務信箱：MF.Publication@mirrorfiction.com

總經銷　大和書報圖書股份有限公司
242 新北市新莊區五工五路 2 號
電話：02-8900-2588
傳真：02-2299-7900

內頁排版　宸遠彩藝有限公司
印刷　漾格科技股份有限公司
出版日期　2021 年 1 月 初版一刷
2022 年 3 月 初版四刷
ISBN　978-986-99502-0-6
定價　400 元

國家圖書館出版品預行編目資料

診間裡的女人2：不再害怕失去，婦產科女醫師陪妳找尋被遺忘的自己 / 林靜儀著. -- 初版. -- 臺北市：鏡文學, 2021.1
312面；14.8X21公分
ISBN 978-986-99502-0-6(平裝)

1.婦產科 2.通俗作品

417　　107012115